脱水補給液（2 号液）

製品名	会社名	容量 (mL)	糖		電解質（mE					(mmol/L)		圧比 (約)	kcal/L
			糖質	w/v%	Na+	K+	Mg2+	Cl					
ソルデム 2 輸液	テルモ	200,500	Glu	1.45	77.5	30	—	59	48.5	—	4.5-7.0	1	58
KN2 号輸液	大塚工場	500	Glu	2.35	60	25	2	49	25	6.5	4.5-7.0	1	94
ソリタ-T2 号輸液	味の素製薬	200,500	Glu	3.2	84	20	—	66	28	10	3.5-6.5	1	128

維持液（3 号液）

製品名	会社名	容量 (mL)	糖		電解質（mEq/L）						pH	浸透圧比 (約)	熱量 kcal/L
			糖質	w/v%	Na+	K+	Mg2+	Cl−	Lac−	$H_2PO_4^-$			
ソルデム 3 輸液	テルモ	200,500	Glu	2.7	50	20	—	50	20	—	4.5-7.0	0.9	108
KN3 号輸液	大塚工場	200,500									4.0-7.5	1	
フルクトラクト注	大塚工場	200,500	Fru								4.0-7.5	1	
ソルデム 3A 輸液	テルモ	200,500,1000	Glu	4.3	35	20	—	35	20	—	5.0-6.5	1	172
ソリタ-T3 号輸液	味の素製薬	200,500									3.5-6.5	1	
ハルトマン-G3 号輸液	アイロム	200,500									4.0-6.0	1.0-1.6	
ユエキンキープ輸液	光	200,500									5.0-7.0	1	
ヒシナルク 3 号輸液	ニプロ P	200,500									3.5-6.5	1	
ソルデム 3AG 輸液	テルモ	200,500	Glu	7.5	35	20	—	35	20	—	5.0-6.5	2	300
ソリタ-T3 号 G 輸液	味の素製薬	200,500									3.5-6.5		
ソルデム 3PG 輸液	テルモ	200,500	Glu	10	40	35	—	40	20	P8mmol	4.0-6.0	3	400
10%EL-3 号輸液	味の素製薬	500											
EL-3 号輸液	味の素製薬	500	Glu	5								2	200
フィジオ 35 輸液*	大塚工場	250,500	Glu	10	35	20	3	28	Ace−20	P10mmol	4.7-5.3	2-3	400
グルアセト 35 注*	アイロム	250,500						28	Ace−20	P10mmol	4.7-5.3	2.4-2.8	
フィジオゾール 3 号輸液	大塚工場	500						38	20	—	4.0-5.2	2-3	
アステマリン 3 号 MG 輸液	マイラン	500						38	20	—	4.0-5.2	2.0-2.9	
KNMG3 号輸液	大塚工場	200,500	Glu	10	50	20	—	50	20	—	3.5-7.0	3	400
リプラス 3 号輸液	扶桑	200,500	Glu	5	40	20	—	40	20	—	4.5-5.5	1.4-1.5	200
ソルマルト輸液	テルモ	200,500	Mal	5	45	17	5	37	Ace−20	10	4.3-6.3	1	200
アクチット注	興和	200,500									4.3-6.3	1	
エスロン B 注	アイロム	200,500									4.3-6.3	0.9-1.0	
ペンライブ注	マイラン	200,300,500									4.3-6.3	0.9-1.0	
アクマルト輸液	光	200,500									4.0-6.0	1	
アルトフェッド注射液	扶桑	200,500									4.5-6.0	0.9-1.0	
ヴィーン 3G 注	興和	200,500	Glu								4.3-6.3	1.5	
アセトキープ 3G 注	アイロム	200,500									4.3-6.3	1.3-1.7	
アセテート維持液 3G「HK」	光	200,500									4.3-6.3	1.4-1.6	
クリニザルツ輸液	アイロム	200,500	Xyl	5	45	25	5	45	Ace−20	10	5.0-6.5	1.5-1.8	200

＊フィジオ 35 輸液，グルアセト 35 注はその他に Ca^{2+} 5mEq/L，Gluco− 5mEq/L を含む

術後回復液（4 号液）

製品名	会社名	容量 (mL)	糖		電解質（mEq/L）					pH	浸透圧比 (約)	熱量 kcal/L
			糖質	w/v%	Na+	K+	Mg2+	Cl−	Lac−			
ソルデム 6 輸液	テルモ	200,500	Glu	4	30	—	—	20	10	4.5-7.0	0.9	160
KN4 号輸液	大塚工場	500								4.5-7.5	1	
ソリタ-T4 号輸液	味の素製薬	200,500	Glu	4.3						3.5-6.5	1	172

（テルモ社の資料より引用）

Dr.石松の
輸液のなぜ?がスッキリわかる本
第2版（増補）

石松 伸一　聖路加国際病院 副院長 / 救急部 部長

総合医学社

第２版（増補）の発行にあたって

点滴いわゆる「輸液という治療」について，直接患者さんに投与するナースの皆さんが，現場で疑問を感じるであろう様々な事柄について，やさしく解説ができればと思って執筆した初版は，思いのほか好評でした．

私は，前作（初版）を執筆するにあたっては，現在発行されている「輸液」の教科書や解説本などの参考文献を極力見ないで書くことにこだわりました．それは，まさに病院の現場で，医師が新人のナースにやさしく説明するようなわかりやすい表現の本が出来るのではないかと考えたからです．

とくに，初版で解説に使用させて頂きました「輸液の９分割」の図は，非常に分かりやすいアイデアだったので，すでに人口に膾炙された表であると思って使用させて頂きました．しかしその図は，後に須藤　博先生（大船中央病院）が考案されたすばらしいアイデアであることを知りました．参考文献を極力見ないで執筆しようという私の意図が原因で，須藤先生にはご迷惑をお掛けしました．改めて深くお詫び申し上げます．

第２版では，輸液の概念を別のアイデアで図案化できないか，熟慮検討し，新たに「矢印の図」という概念図を創作いたしました．

今回，第２版（増補）として，読者から問い合わせがありました「サードスペース」について，著者の考えを加えました．

本書が，より多くのナースの方々が，輸液をより深く理解し，患者ケアの実践に役立つことの助けとなることができましたら幸いです．

石松　伸一

●●● はじめに ●●●

ナースの皆さんに輸液の説明を改めてすることは，私自身あまりありませんでしたが，よくよく考えてみると，色々な病気にも最近は，点滴いわゆる「輸液という治療」は一般的で広く行われています．

ドクターが，「次はあれ行って，その次はこれ！」と点滴の指示を出すと，ナースは，「はい，はい」って，そのままつないでくれます．いちばん輸液を身近でつないだり，場合によっては，いわゆる静脈路を確保したり，ということはありますが，「どうしてこの輸液を使うのか？」，例えばドクターの指示で「５％のブドウ糖」に替える．そのときに「どうして替えるのか？」ということまでは，ナースからあまり質問されることはありません．

心筋梗塞の患者さんが来たら，「『５％のブドウ糖』用意して！」，外傷の患者さんが来たら，「『外液』を用意しておいて！」と言われて，どうして「外液」を使うのか？と考えたり，場合によっては「５％ブドウ糖じゃだめなんですか？」「生食じゃだめなんですか？」とドクターに聞き返すナースは，非常に少ないのではないでしょうか？ いちばん身近で，直接患者さんに投与するナースの皆さんに，このような疑問について，やさしく解説ができればなと思いました．

前半の２章は，基礎編です．「まずは，電解質のおさらいから！」．それと，「つぎに，輸液管理を理解しよう！」．基本的には，点滴あるいは輸液の管理を直接されてる皆さんが，いちばんわかりやすいように，ついでに体の中の水分のバランスにも触れます．

後半の３章は，「輸液管理の実際」です．例えば「投与速度時間 80mL で！」と言われても，その「80mL 」の根拠はなに？ あるいは，その時間「20mL で，キープで！」と言われたとき，「キープ」って何？ それが実際にわかるようになって頂ければと思います．

通常の仕事の中で，「ドクターがどうしてあの輸液を選んだのだろう，どうして『時間○○』という指示が出たのだろう？ 聞きたくても聞けない！」という雰囲気が意外とありますよね．忙しくて聞けないというのもありますが，本書によって，そのような疑問を解決して頂けたらと思います．

目　次

序章　輸液の歴史
—ちょっと知りたいトリビア—

輸液は難しい？

「輸液は…」と思っていませんか？　みなさんは，輸液を直接患者さんに，つなぎ替えたり，投与したりということを手伝うと思います．ですが意外と投与速度には頓着しない．輸液は，指示された通りにそのままやっていく．と思ってはいないでしょうか？

輸液製剤は何を使っても一緒，体が自分の中で調整してくれている，余分なものは肝臓，あるいは腎臓から排泄してくれるので，輸液の量とか種類，電解質というのは，“ドンブリ勘定”でいいんじゃないかって思っている方がいないでしょうか？

輸液が無かった時代

第二次世界大戦中や 1940 年代は，まだ点滴治療は，日本では全然一般的ではありませんでした. これが一般的になってくるのは，1960 年代で，市販薬，市販品ができてからです.

それまでは，いわゆる静脈路確保をするという技術もありませんでした.

日野原重明先生によると，戦時中で物が無い時期は，やけどに付ける薬も何も無い，ガーゼも何も無い，唯一あるのが，新聞紙を燃やした灰．その灰を傷に塗るというような治療しかできない．それでも，急性期で水分がなくなり熱傷で亡くなられる方，急性期は経過が良くても，創傷から感染症で亡くなられる方が大勢で，「ほとんど助からなかった」とおっしゃっていました．多分，点滴の治療は受けられていなかったのでしょう.

灰が傷薬？
おそらく灰なので少しアルカリ性のため，消毒効果や組織浄化を期待して（実際には効果はない）使用されたのだと思います.

それから見ると，戦後点滴の治療は，60 年代になって，救急の領域では，熱傷の面積が 80 ～ 90%になっても適切に治療が行われれば，命が助かるようになりました.

輸液製剤の初めて

もともと，われわれの体の血液が循環しているという考えがいつごろから出たか？　これが実は17世紀からです．

●循環説

17世紀にイギリスの医学者ウィリアム・ハーベイが『血液の循環の原理』という本を書いています．その中で，「血液は心臓から，動脈を経て，静脈を経て，全身を回ってまた心臓に還ってくる」という，いわゆる“循環説”というのを初めて唱えました．

それまではどう考えられたかというと…？

血液は肝臓から出て，末梢に行って，末梢で消費する．一方通行だと思われていました．

ウイリアム・ハーベイ

当時のことですから，医学者と言っても，たいてい貴族です．貴族で，時間を持てあまして，例えば動物の解剖したりというぐらいでしょう．ですからお医者さんというのではなく，呪術者，宗教家みたいなものがごっちゃになっていたかもしれません．

17世紀　William Harvey

- 英国の医学者
- 「血液の循環の原理」を著す
- 血液は心臓から動脈を経て出て，静脈を経て心臓に還る

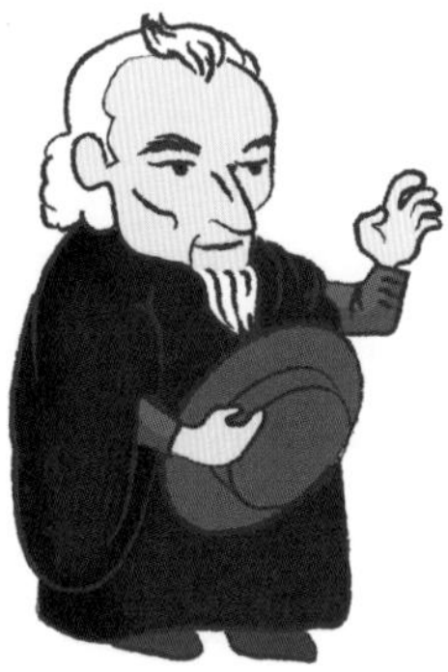

●初めての輸液

その後に，やはりイギリスのクリストファー・レンが，「静脈の中に外から水を入れてみよう」と考え，静脈注射の実験をしました．“人類が初めて静脈の中に物を投与した”と記録として残っています．

1656年　Sir Christopher Wren

- 英国の科学者
- イヌを使った静脈注射の実験

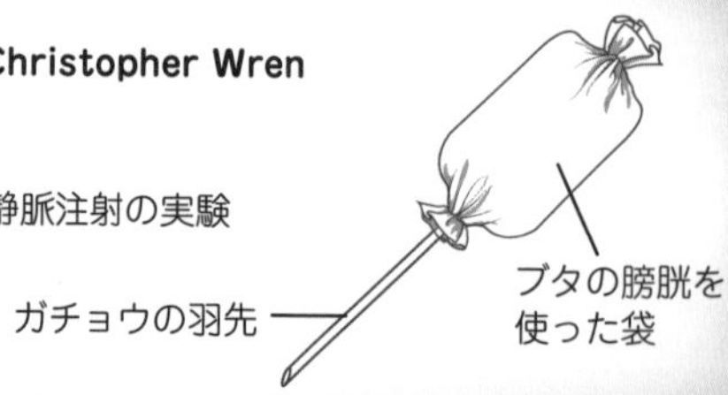

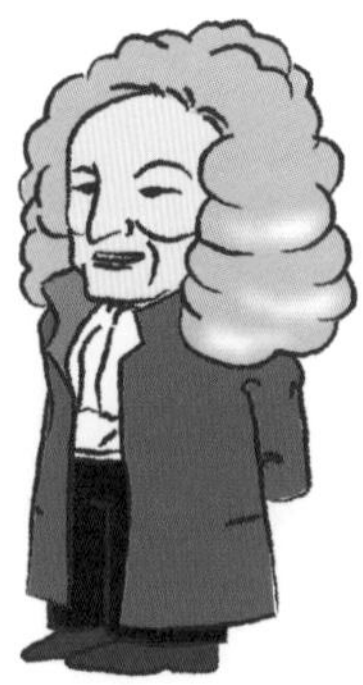

当然，今のように注射器などありません．レンは，ガチョウの羽の先端を切り落とし，尖らせ，ブタの膀胱の先にガチョウの羽を付け，ブタの膀胱の中に水を入れ，羽の先端をイヌの静脈にブスッと刺し，水を入れるという，初めて静脈注射の実験をしたようです．

注射してイヌがどうなったかまでは書いてないのですが，これが静脈の中に物を，いわゆる液体を初めて投与したという記録です．

ガチョウの羽と豚の膀胱

鳥の羽の骨というのは，中が空洞になっています．

ブタの膀胱は，水筒に使われたり，水を貯めるのに使われていたようです．

1世紀進んで19世紀になってくると，これもやはりイギリス人ですが，トーマス・アイシソン・ラタという人が，ついに人間に注射の実験をしました．

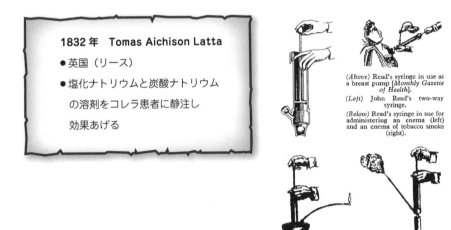

1832年　Tomas Aichison Latta

- 英国（リース）
- 塩化ナトリウムと炭酸ナトリウムの溶剤をコレラ患者に静注し効果あげる

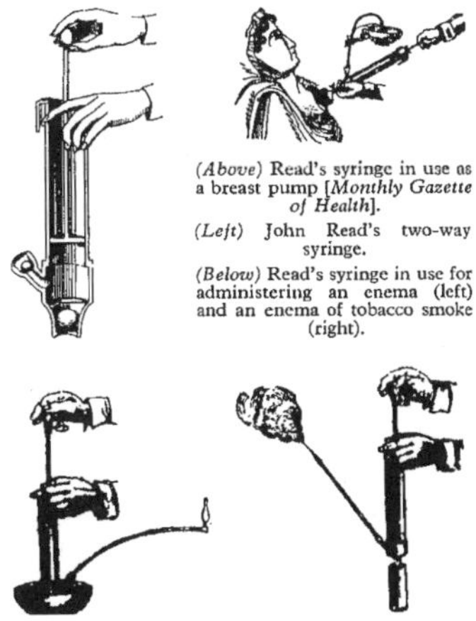

(Above) Read's syringe in use as a breast pump [Monthly Gazette of Health].
(Left) John Read's two-way syringe.
(Below) Read's syringe in use for administering an enema (left) and an enema of tobacco smoke (right).

それまでは，コレラになると，ずっと下痢が続いて，だんだんと，その患者さんが痩せこけてきて，衰えてきて，亡くなる．ものすごく死亡率が高く，そういった人を助けるために，"水分が足らないのだから，外から水分を補ってやろう"と考案したもので，塩化ナトリウムと炭酸ナトリウムを混ぜた溶剤をコレラの患者さんに注射しました（このころには，血液の中には塩分が入っているということがわかっていました）．すると，注射をすると助かる率が，かなり上がってくることがわかったそうです．

そのとき残っている記録では，現在のように手とか足の四肢の末梢の静脈に投与したのではなく，女性であれば乳房のところの皮下静脈，つまり浮いて来てる皮下静脈に針を刺して注射しています．今で言う静脈注射でしょう．

ラタの実験

上記の図のように，ポンプのようなもので注射しました．

塩化ナトリウムと炭酸ナトリウムを混ぜた溶液を注射して，亡くなる数が減ったという記録があります．

●リンゲル液の登場

同じ19世紀の後半になると，シドニー・リンガー（ドイツ語で読むとリンゲル）という人が現われます．リンゲル液を作った人です．この辺になると聞いたことあるなぁっていう，名前が出てくると思います．このリンガーはイギリスの生理学者です．この頃には生理食塩液という物が存在し，われわれの血液の中の血漿とその浸透圧が等しく，等張であることはわかっていました．

1882年 Sydney Ringer

- 英国の生理学者
- 生食液にカルシウム，カリウムを加え，リンゲル液（Ringer solution）を作る

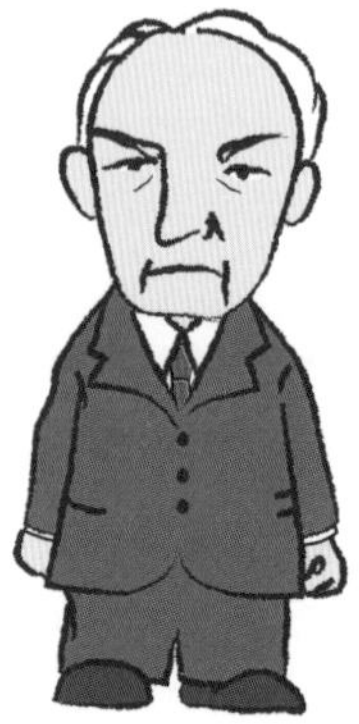

リンガーは，**生理食塩液にカルシウム，カリウムを加えて，リンゲル液を作ったのです**．そうすると，非常に治療成績がいい．

実は，リンゲル液ができたのは，偶然だったのです．それまでは，蒸留水で食塩を溶かして，生理食塩液を投与していましたが，あるとき，助手が蒸留水を使わずに，水道水を使ってしまったのです．イギリスの水道水は，硬水です．

硬水で生理食塩液を溶かすと，ただの生理食塩液を投与するよりも治療効果が良いことに気付いたのです．そこで，分析してみると，カルシウムやカリウムが入っていた．これがリンゲル液です．

硬水と軟水

山の中を流れてくる鉱物，カルシウムやカリウムを含んだ物を硬水といいます．

日本は軟水ですが，イギリスの山から流れる水は，硬水です．

●ハルトマン液

さて，次はもう20世紀になります．第一次世界大戦の前です．アレキシス・フランク・ハルトマン．ハルトマンっていう名前は多分聞いたことありますね．

この人はアメリカ人で小児科の先生です．リンゲルやハルトマンというのは，実は人の名前なんです．リンゲルはイギリスの人，ハルトマンはアメリカの人．しかもハルトマンは小児科医です．ここから先は小児科の先生がよく出てきます．多分，小児が脱水になっ

て命を落としやすい．コレラもそうですが，小児の方が命を落としやすい．ですから，小児科医がいろいろと工夫したのでしょう．このハルトマンは何をしたかというと，先ほどのリンゲル液，生理食塩液にカルシウムやカリウムが入ったものに**“乳酸”**を加えました．これがハルトマン液と言われています．現在の**細胞外液の原型**です．

1931 年　Alexis Frank Hartmann

- 米国の小児科医
- リンゲル液に乳酸を加え，今日の細胞外液を開発

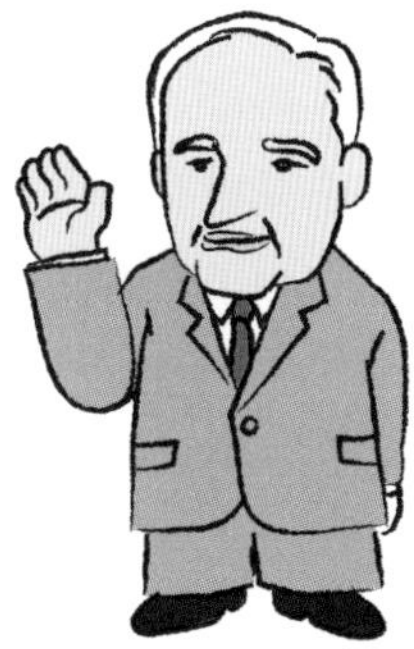

日本の輸液の歴史と輸液製剤の基本

では，日本はどうだったのでしょう？　日本では，外国から輸液の技術は，知識としては入ってきていました．戦前にも実験的にいろいろな病院で輸液を作って患者さんに投与していたことはありましたが，大勢の患者さんに投与できるように，現在のように製品として色々な瓶に入ったものや，あるいはプラバッグに入ったものというのはありませんでした．

日本では，東大の小児科の高津忠夫先生が初めて国産で輸液製剤を作りました．それを大量に生産したわけです．

ソリタ

現在は合併吸収されましたが，当時は清水製薬という会社が作ったのがこの輸液製剤．日本でこれが大量に生産されるようになって，どこの病院でも津々浦々で輸液製剤が使えるようになりました．

1960 年　高津 忠夫

- 小児科医
- 国産の輸液製剤の作成
- ソリタ 1 号，2 号，3 号，4 号

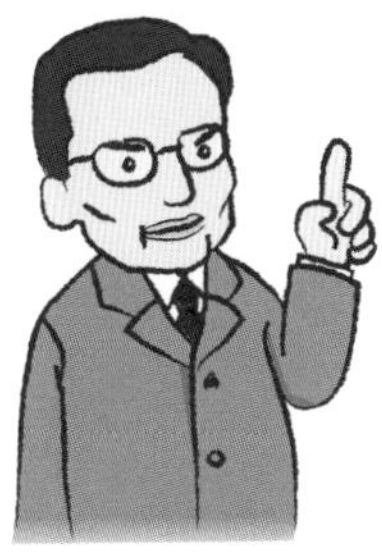

それが，ソリタです．ソリタ 1, 2, 3．これは現在もありますから，みなさん聞いたことあると思います．

ソリタのソリは「ソリューション」いわゆる溶液のソリューション，ソリですね．タっていうのが，高津先生の「た」を取ったと言われています．ですから日本で一般的に使われ出したのが，1960 年代．したがって，たかだかここ 50 年ぐらいの話です．

その前というのは，輸液という治療法がないので，生理食塩液を作って，それを滅菌して，どうやって投与したのでしょう？

例えばやけどの子どもには，どのように投与したかというと，たいてい皮下注です．パンパンになるまで皮下注．そうすると，いずれ吸収されていくのです．

●容器の変遷

静脈の中に直接点滴で落とす技術が広く一般的に行われ出したのは，60 年代になってからです．

当然入れ物も，最初はガラス瓶です．こういったガラス瓶の中で混ぜて調合するということをしていました．その後に，プラスチックのボトルが出て，現在，場所を取らないということでプラバッグになっています．

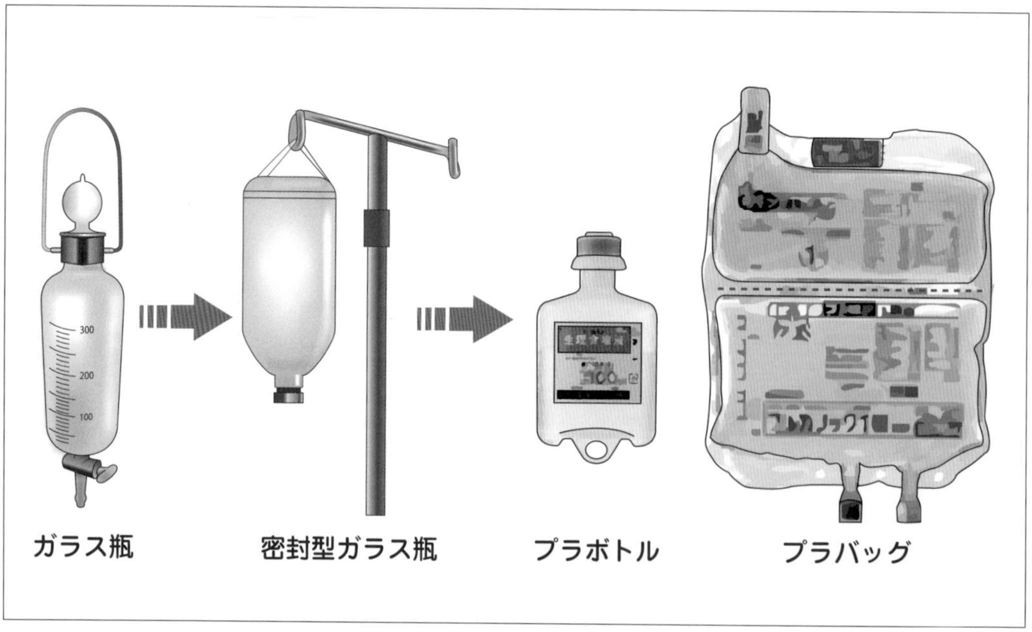

昔は，輸液と点滴は，必ずガラス瓶でした．ガラス瓶は点滴の輸液の針を差し込み点滴を落とすと，中が陰圧になりますから，必ず通気針というのが必要でした．

今はもうプラスチックのバッグになって通気針が要らなくなりましたが，昔は，必ず通気針というものを刺さないと輸液が途中で落ちなくなってしまうことはよくありました．

ですから，みなさんが普通に今使ってる細胞外液だったり，リンゲル液というのは，時代のニーズなど，いろいろな変遷があったのです．コレラが流行すると，コレラで亡くなる人が多い．輸液をするとそういった人が助かるということで，歴史の中で発展してきました．

こういった背景にのっとって今の輸液があるんだ，と知っていると，何気なくいつもつないでいる輸液が，“この時代でこんなふうにして作られてきたんだ！”ってことがおわかりいただけると思います．

I

まずは，電解質のおさらいから！

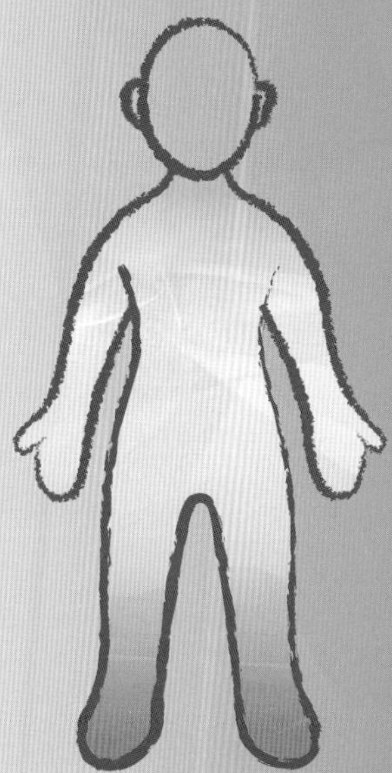

1-1 体液と輸液の基本知識 －全体液量－

POINT
- 成人の体水分量は 60%，体重 60 キロで 36 L の水分がある.
- 口から入ってくる水分は，1 日平均で 1,800 mL．燃焼水 300 mL を合わせると，全体で 2,100 mL
- 全身の水分 36 L のうち，血漿は 3 L（1/12）

水分はどれくらい？

わたしたちの体の中の液体の量，全体液量というのはどれくらいかというと…….

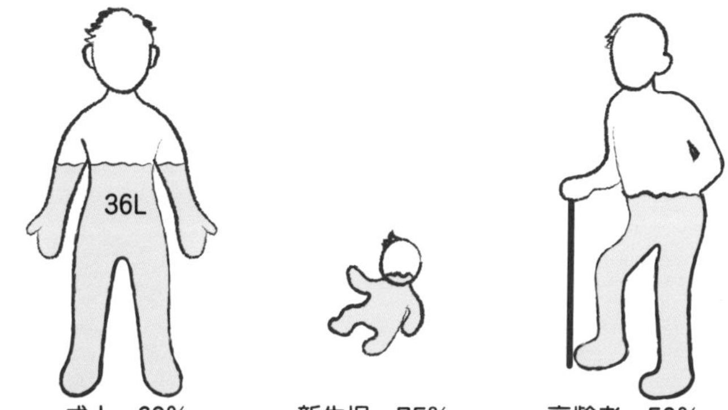
36L
成人 60%
（体重 60kg だと 36L）
新生児 75%
高齢者 50%

年齢による水分の差

成人の水分量は体重の**60%**といわれています．ですから，体重 60 キロの人には，どのぐらい水分があるかというと，60% ですので **36 L** の水分があります．ところがこれが新生児，生まれたばかりの赤ん坊は 60%よりもっと高く，75%が水分です.

ところが高齢者になってくると，今度は水分の割合が減ってきて，半分の 50%しか水分がありません．ということは，高齢者の場合はもともと，体の中の水分量が少なめなのです.

例えば，クーラーを入れない暑い部屋で寝ていたり，高齢者の場合は寝たきりの人がクーラーの入ってないところにいると，半日もたたないのに水分がなくなってショック状態になってしまう．重症にもなりやすいということですね．

●性別による水分の差

男女比はどうかというと，実は男性は 60%が水分，女性の場合はだいたい 50%といわれています．

これはどうしてかというと，女性のほうが男性よりも一般的に体脂肪が多いからです．脂肪の中には水分が意外と少ないのです．個人差はありますが，女性のほうが水分の割合は低いです．

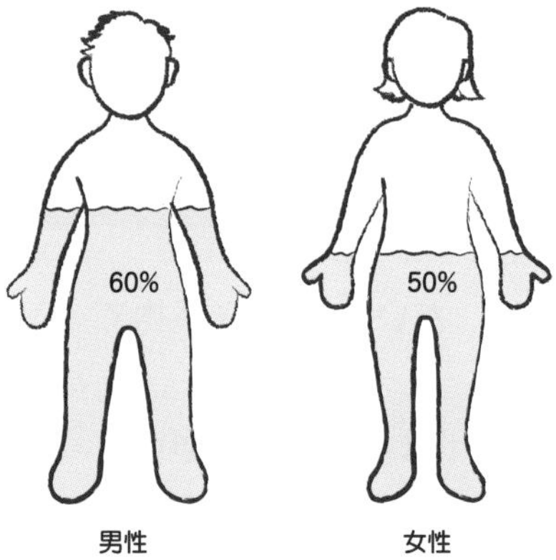

コラム

水分について…….

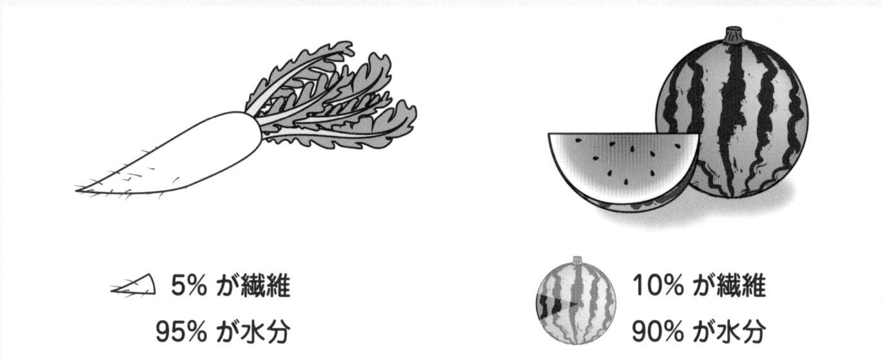

大根の水分は 95%です．残りの 5%が繊維です．スイカはみずみずしいですけど，あれは 90%が水分です．ですから，大根が 1 本 200 円すると，200 円で 95%が水の値段ということです．全体の対比，人間の成人の場合は 60%が水分だということを知っておいていただければいいかと思います．

水分動態

生体の水分出納

わたしたちの体の中で１日に水分がどのように出入りしているのでしょうか？　たくさん水を飲んだとか，たくさん尿が出た時とかではなくて，一般的な話で，成人の場合どうかというと….

1日の生体の水分出納

摂取水分量		排泄水分量	
経口摂取	1,800 mL	尿	1,300 mL
燃焼水	300 mL	糞便	100 mL
		不感蒸泄	700 mL
合計	2,100 mL	合計	2,100 mL

わたしたちの**口から入ってくる水分は，だいたい１日平均で 1,800 mL（1.8 L），一升瓶１本分**です．

“そんなに水飲んでないよ”と思うかもしれませんが，食事の中にも水分は入っているのです．ですから，食事や口から飲む水を全部含めるとだいたい１日で 1,800 mL 入っています．

もう１つ，まったく１滴も水を飲まなくても，わたしたちの体の中では，酸素を取り入れて，酸素を燃焼させてエネルギーを作っていますから，酸素を燃焼したときに炭酸ガスと水ができます．この何もしなくても体の中の代謝で出てくる水，これを**“燃焼水”**といいますが，これが **300 mL** あります．ということは，わたしたちの体で“入ってくる，生産される水”というのは，口から入ってくるのが **1,800 mL**．体がエネルギーを作るときに産生される水が 300 mL．合計で **2,100 mL の水が１日で体の中に入ってくる**のです．

では，一方で出て行く水はどれくらいなのかというと，およそ**尿として出て行くのが，1,300 mL** です．それと糞便中にも当然水分が入っていますから，下痢をしたというのは別として，**糞便中でだいたい 100 mL 出ています．**

後で出てくる大事な話で，**“不感蒸泄”**があります．わたしたちは特に“暑いな”とも思わず“汗もかいてない”と思っていても，体の表面，皮膚から1日だいたい700 mL出て行きます．室温が28℃ぐらいのときにだいたい**700 mL**ぐらい，何もしなくても出て行くわけです．

ですから，これをトータルすると，尿で1,300 mL，糞便で100 mL，不感蒸泄で700 mL出て行って，**トータルで2,100 mL**．入ってくる水と，出て行く水がとんとんで，わたしたちの中の体の中の水分が一定に保たれているということです．不感蒸泄の話は，「熱が出るとどうなるか」ということと併せて後で解説します．

●体液の体内動態

わたしたちの体の中の水分の動態を模式図で書いてみました．

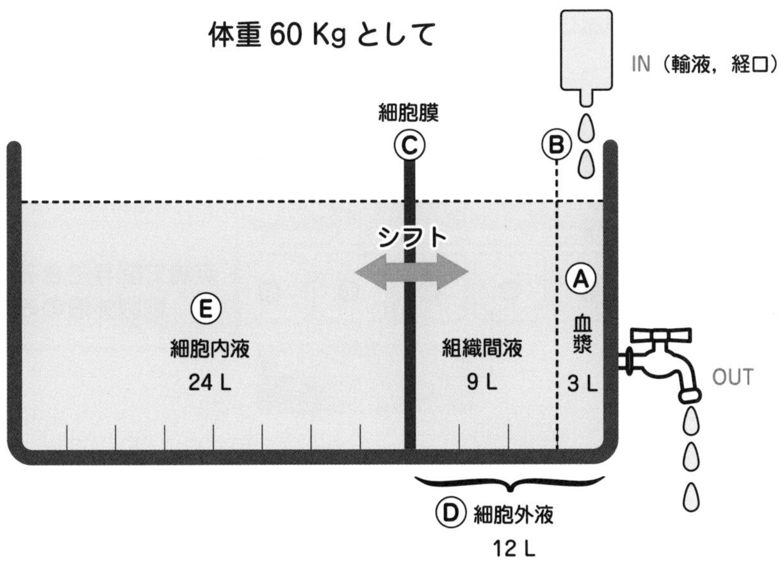

これが体の中の水分です．Ⓐが血漿です．血漿ですから，ほとんど血管の中です．ⒷからⒸの間が血管の外側，組織の間（細胞の外側）つまり，組織内にある液体なんです．

一方でⒺは，わたしたちの体の中に何兆個もあるような細胞の内側です．組織との間との境目に細胞膜（Ⓒ）というのがあり，細胞膜の内側，いわゆる細胞の中にある液体が，細胞内液です．

細胞の内側以外のものが細胞の外ですから，細胞外液なんです

(Ⓓ).

細胞外液には，血漿中と，組織の間と２種類あります．ですから，よく「細胞外液を投与する」ってⒹのところのことを言います．

さきほど体重の60％が水分だと解説しましたが，例えば，体重が60 kgの人だったら，トータルで水分量としては36 Lあります．このうちどのぐらいが体の中に分布しているかというと，**36 Lのうち2/3が細胞の中**に入っているわけです．残りの**1/3が血漿と組織の間，いわゆるⒹの細胞外液**になります．12 Lの細胞外液のうち，血漿中にある水分は，そのうちのまた1/4の３Lです．残りの９Lが組織の間にあります．

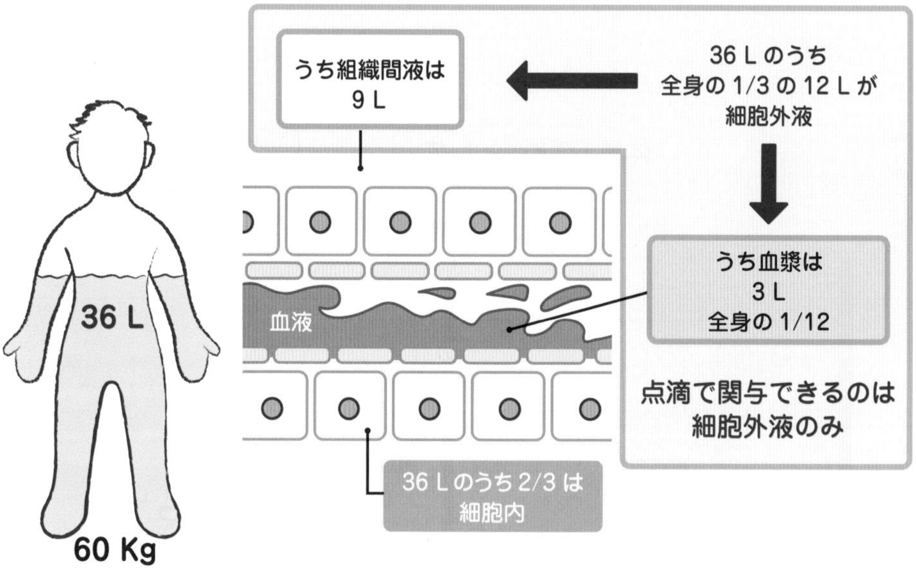

ですから，血液の中の水分（血漿）というのは，体全体から見ると36 Lのうちの３Lしかないですね．1/12です．

体の中にある水分の1/12しか血管の中にはない．ですから，実際にわたしたちが血管，静脈路を確保して点滴などで関与できる部位は，血漿の中だけなのです．

本来であれば，組織の間が足らないのであれば，組織の間に直接入れたいですが，組織の間へは入れにくいのです．“どこの組織に水分が足らないか”ということもわかりません．ましてこの１つ１つの細胞の中に，別々に輸液をするということは無理です．

ということは，こういう血管の中に投与する点滴や（場合により，口から入り腸管から吸収されても，血漿の中に入ります），輸液であったり，経口摂取で投与することにより，組織間液，いわゆる細胞外液や，電解質のアンバランスを補うことができるのです．

また，成分によってはこの細胞の内側まで広がって中を満たすことができるのです．

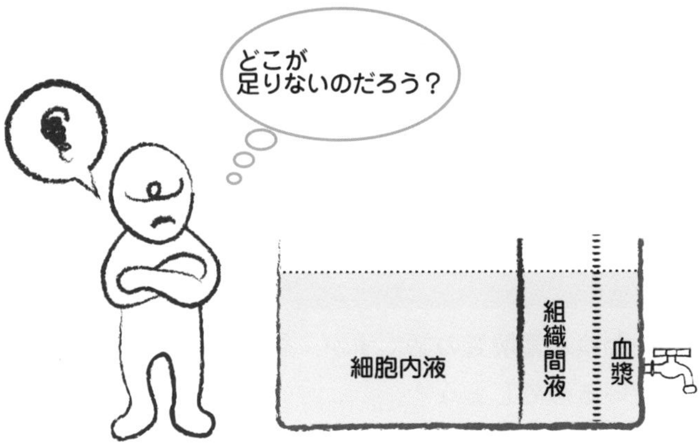

1-2 体液と輸液の基本知識 －体液の組成－

POINT

- 血漿液で一番多い（＋）のイオンはNa⁺，（－）のイオンはCl⁻が一番多い
- 細胞内液では，K⁺イオンが最も多い.
- 組織の破壊は，溶血や細胞崩壊によって，血漿のカリウムが上がってくることを推測する.

電解質って？

わたしたちの体の中の組成，いわゆる電解質の話ですが，組成というものはどういうものでできているのでしょう？

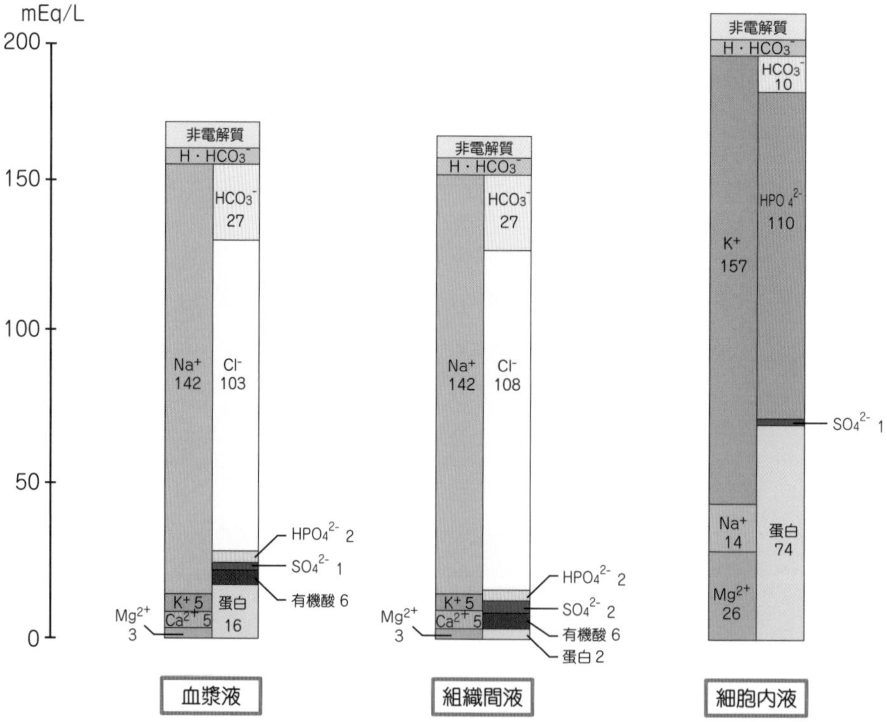

まず，血液の中での血漿液，この中の電解質でプラス（＋）のイオンで一番多いのは**ナトリウム**（Na^+）です．マイナス（－）のイ

オンで一番多いのは**塩素イオン（クロール，Cl^-）**で，あとは**重炭酸イオン（HCO_3^-）**などです．

それ以外では，＋のイオンには，**カリウム（K^+）**がわずかにあったり，**カルシウム（Ca^{2+}）**があったりします．

その他の－のイオンとしては，**リン酸（HPO_4^{2-}）**などです．体の中，特に血液の中は，この＋のイオンと－のイオンで，バランスが取れています．電荷的に＋と－でバランスが取れて，同じ電荷になっています．＋と－でトータルで，「0（ゼロ）」になります．

血漿液

血液の検査をして，血液の中の電解質を見ると，組成がわかりますが，ところが，わたしたちの体というのは，36 Lの水のうちの血漿はわずか3Lしかありません．残りの33 Lは，組織の間であったり，細胞の内側であったりするのです．ということは，組織の間とか細胞の内側の電解質というのは測れないのです．測るとしても末梢血でしか測定できません．

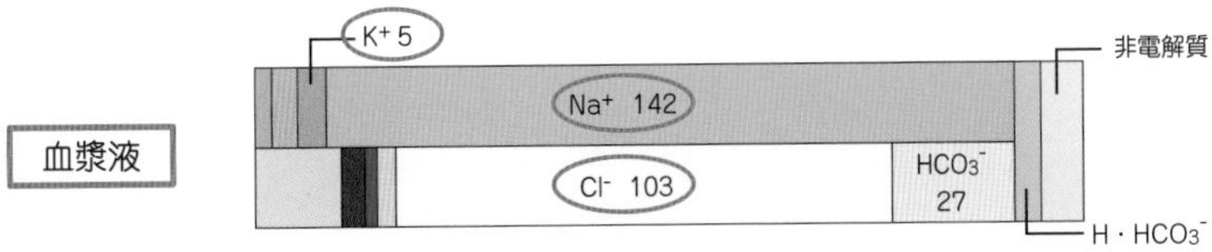

組織間液

組織の間というのは比較的血管の中と近くて，ナトリウムが一番多く，次にクロールイオンが多いということで，血漿液とそれほど大きく変わりません．

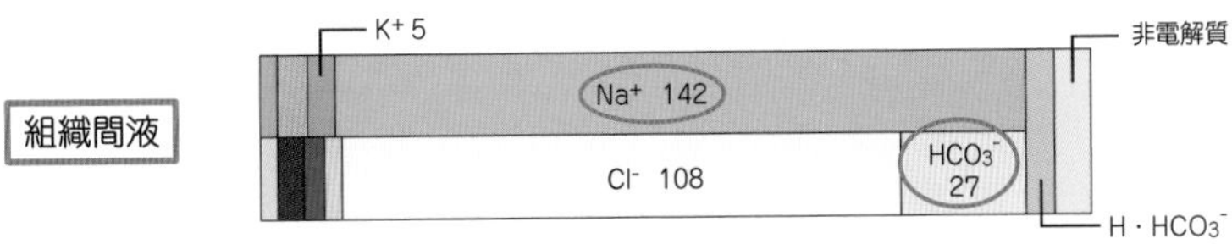

細胞内液

細胞の内側になると，＋イオンで一番多いのがカリウムイオン（K^+）で，－イオンで一番多いのは，リン酸イオン（HPO_4^{2-}）です．

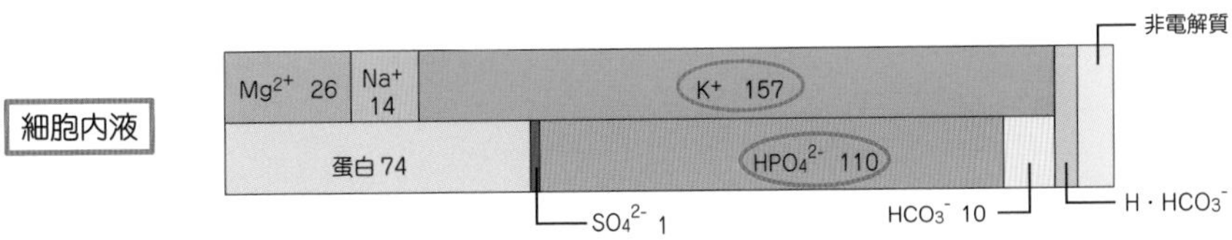

ですから，わたしたちは末梢血の血液の検査をしてカリウムが

5 mEq/L に上がったとか，6 mEq/L で高いとか，危険などと言っていますが，末梢の血液の中のカリウムというのはごく一部なのです．

この値を見ることによって，細胞の内側のカリウムの値を推測しなくてはいけないわけです．当然病気にもよりますが，末梢血のカリウムの値が上昇してくるときには，細胞の内側のカリウムはもっと高いかもしれないのです．もしかしたら，何らかのきっかけで組織が壊れ，細胞内のカリウムが，末梢血へと出て来る．あるいは血球が溶ける，いわゆる“溶血”をして，血漿中に，出てくるとカリウムが上がってくることもあり得ます．そのようなことを推測しなくてはいけません．**実際に検査室で測れるのは，血漿液の電解質だけなのです．**

コラム　魚はどうやって電解質を調整しているの？

電解質のことを考えると，人間はさておき，一番塩分濃度の高い環境で生きている生き物は魚類です．魚類も海の中に生きている**海水魚**と，いわゆる**淡水魚**の２つありますが，おそらく環境が全然違うので腎臓の働きなど違うのだろうと思います．

海水というのは，だいたい塩分濃度で２～4%ですね．わたしたちの血液の中の生理食塩液を見てもらうとわかりますが，塩分濃度0.9%ですから，それの３倍ぐらいあるんです．

塩分濃度が違いすぎますので，わたしたちは海の中では生活できません．

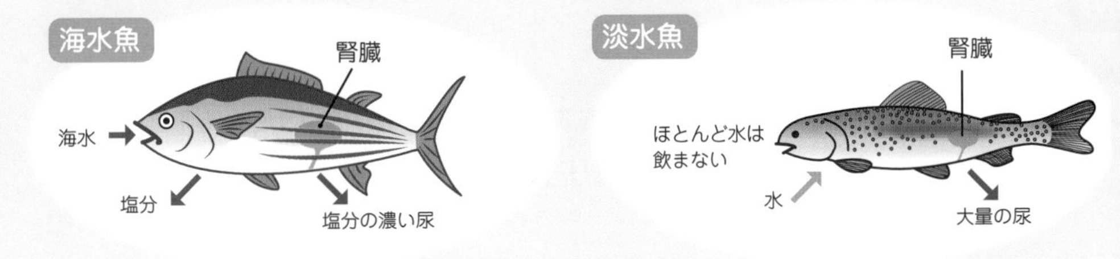

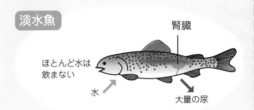

海水魚はどうやって生きているかっていうと，魚は海水が口から入ってくると，塩分をエラから外に出すんです．ナトリウムだけを外に出します．それと，体の中に入った高濃度の塩分を他に出す方法として，塩分濃度の高い尿を出すのです．ナトリウム濃度の高い尿を出して体の中の塩分量を一定に保っているのです．それはどこがやっているかというと，腎臓がやっているのです．

じゃあ**淡水魚**，川とか湖にいる魚はどうなのかというと，淡水魚はほとんど水は飲まないんですね．というのは，体の周りにあるものがすべて普通に水ですから，エラとかうろこの間から体の中に水がどんどん浸透圧の差で入ってきます．

腎臓は入ってくる水をどうするのかというと，大量の尿を出します．どんどん水が入ってきますから，どんどんくみ出すわけです．それでごくわずかに体の中にある塩分を保ち，失わないようにします．ですから，塩分濃度の少ない大量の尿を出すわけです．

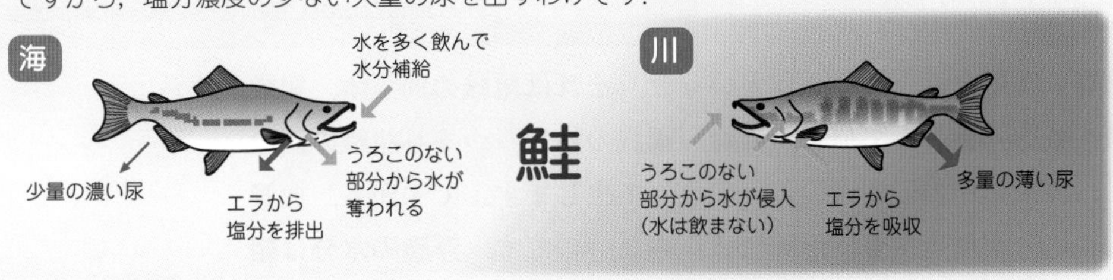

海水魚と淡水魚はもともとできが違うということでいいんですけれども，ちょっと疑問があったのです．**じゃあ，鮭はどうなの？**　こういった両方の川と海を行き来できる鮭とかって，非常によくできていて，川にいるときはさっきの淡水魚と同じです．水がうろこのないところからいっぱい体の中に入ってくるのです．水は基本的には飲みません．あとは大量の薄い尿．薄い尿っていうのは，塩分は含まれていないのです．尿を出して，体の中のナトリウムを一定に保つようにしています．これが，海水の中に行くと，水分というのは，海水からでしか補給できませんから，水を飲むわけです．水を飲みますが，水を外に出さずに，今度はナトリウムを外に出します．ですから，少量のナトリウム濃度が高い尿を出す訳です．あとはエラから塩分を外に出すんですね．

水分と一緒にナトリウムがいっぱい入っていますので，ナトリウムが大量になり，ナトリウムを外に出す．両方の働きを住んでる場所によって使いわけることができるのです．

あんまり人間には関係なく，人間のこと考えるのに淡水魚とか海水魚を考える必要ないですが，魚の場合は，エラと腎臓というところが体の中の電解質を調整しているのです．

2-1 浮腫の病態生理 －「浮腫」とは？－

POINT

- 浮腫の水分は，組織間にある！
- 浮腫の病態には，「血管の透過性の亢進」と「圧力の差」がある！
- 浸透圧は，「膠質浸透圧」「晶質浸透圧」の2種類がある！

1人の患者さんをずっと看ていると，「だんだん顔がむくんできた」「手足のむくみがひどくなってきた」ということは，いちばん最初に気付くのは，ナースではないでしょうか．

浮腫とは何か，厳密な定義はあまりありませんが，浮腫とは体の一部，または全体に体内の水分が溜まって腫れた状態になる．水分で腫れたのですから．その状態を言う“徴候”です．

浮腫の病態

浮腫の病態とはどこかとかというと，それは組織の間です．組織間液，細胞外液の話で血管の外側，細胞の外側．つまり組織の間の液と，血液の中の“圧力の差”によって生じます．ですから，血管の中の水分が増えても，浮腫にはならないのです．**浮腫の水分は組織間にあるのです．**

「浮腫」とは？

- **浮腫とは，体の一部，または全体に体内の水分が溜まって腫れた状態をいう症候．**

浮腫の病態

- 組織間液と血液の圧力（物理的圧，浸透圧）差によって生じたもの．
- 血管の透過性亢進によって生じたもの．

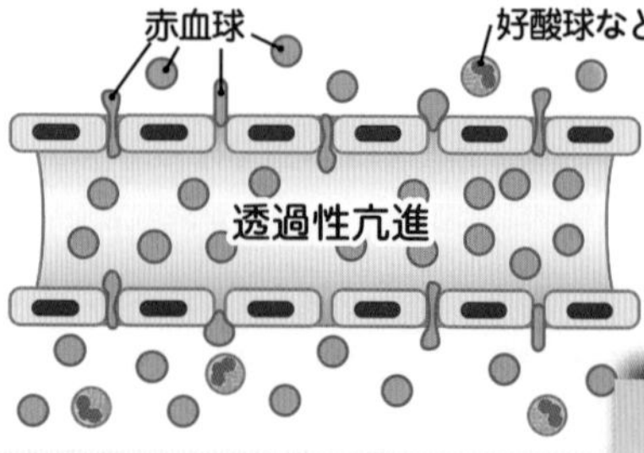

浮腫の原因について考えよう

血管の透過性の亢進

浮腫の原因の１つに，血管の透過性が高まること（亢進）があります．血管の壁というものは，普通血管の内側の上皮（血管内皮細胞）が密に詰まっているので，血管の内側の液体や電解質は，外に出て行きません．しかしときどき血管内皮細胞のすき間ができて，血管の外（組織間）に液体や電解質が出て行く血管の透過性亢進という病態が起こります．

圧力の差

もう一つの浮腫の原因である圧力の差というのは，２つあります．１つは物理的な圧力．いわゆる mmHg の話です．それともう１つが浸透圧（mOsm）です．浮腫とは，両方の圧差によって生じた組織間の水分の量が増えている状態です．

血管の透過性が亢進する病態

血管の透過性であれば，例えばアレルギー，蕁麻疹といったものが起こると，血管の壁の隙間が開いて血管の内側にある成分が外に出て行きます．血漿の成分であったり，場合によっては血球が出て行きます．

アレルギーを起こすと，顔がむくんだりします．特にアレルギーのひどい症例では，顔がパンパンに腫れて，唇が腫れるようなことがあります．また，おでこが腫れるようなものも**クインケの浮腫**と言ったりします．

クインケの浮腫
おでこからまぶたの上までパンパンに腫れる．アレルギーの１つの病態です．非常に痛いらしいです．これは，血管の透過性の亢進に伴う浮腫です．

クインケの浮腫

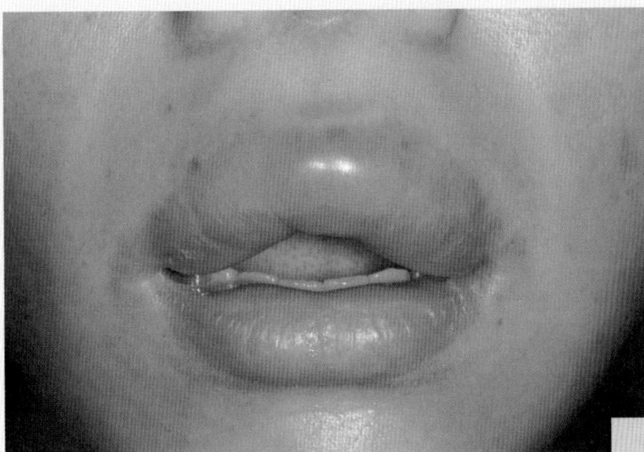

●29 歳，女性

写真提供：
聖路加国際病院 皮膚科 衛藤 光 部長のご厚意による

●圧力の差① mmHg

圧力の差ですが，例えば物理的な圧力 mmHg の話をします．これはどういった病態が代表的でしょうか？ それは，**心不全**です．例えば，右心不全があります．右心の働きが悪くて，右心から血液を十分に送り出すことができない．そうすると，右心に還ってくる全身の静脈，大静脈の圧が上がっていくわけです．

そうすると静脈圧が高くなります．特に脛骨の前面のところは，むくんできます．このむくみは重力ででも起こります．多くの場合，人は坐ったり，立ったりすることが多いので，この下腿に浮腫が出てきます．これは物理的な圧による浮腫の代表的なもので，心不全のときの浮腫です．

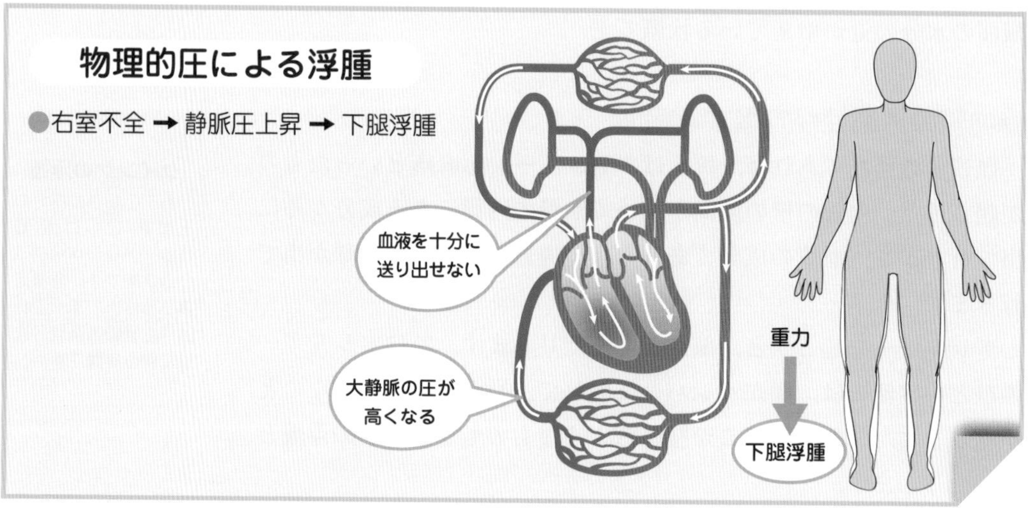

●圧力の差② 浸透圧

それともう１つが，浸透圧による浮腫です．これは例えばいろいろな病気で，体の中の**蛋白の成分が減ったり**，あるいは**ナトリウムの濃度が下がったり**すると，顔面や瞼（眼瞼）の浮腫というものが出てきます．一概に浮腫がみられる場所で，それが心不全によるものか，ナトリウムの低下によるものかというのは，診断はしにくいです．

ただし一般的には**物理的**なときには，**重力の影響で下腿**に出たり，**浸透圧**によるものは，**体表面では**，**顔面**や，**眼瞼**に出やすいです．ただし，低ナトリウム血症の子どもの患者さんであっても，瞼があまり腫れていないこともあります．

浸透圧による浮腫

●低蛋白血症，低 Na 血症
→ 顔面，眼瞼浮腫.

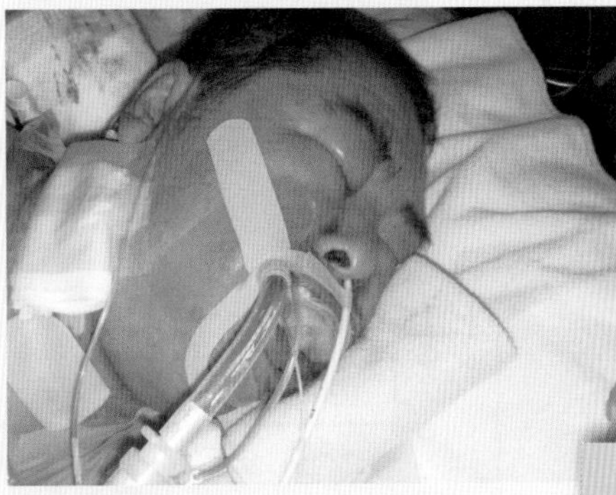

敗血症，低蛋白血症による浮腫

写真は，集中治療室に敗血症性ショックで入院されている患者さんです．敗血症性ショックで長期間いろいろな治療をし，また，多臓器不全も起こしていますが，治療に難渋していると，だんだん体の蛋白源，血清の蛋白値がどんどん下がります．特にアルブミンが下がってくると，顔面がものすごくむくんできます．

瞳孔を見ようと思っても，もう見るのが大変なぐらい瞼がパンパンに腫れます．無理やり開けようとすると，液体が「ビュッ」と出てくるようなほど．それと唇も，パンパンに腫れてきて，口の中から滲出液がいっぱい出てくるということも多く見られます．

敗血症や低蛋白血症，低アルブミン血症による浮腫は，どうして出てくるか？　これは，この浸透圧によるものです．

	浮腫の原因	代表的な疾患
血管の透過性亢進	血管の透過性亢進により血管内皮に隙間ができ組織間に出て行く	アレルギー（クインケの浮腫） 蕁麻疹
圧力の差	物理的な圧力（mHg）	右室不全による下腿浮腫
	浸透圧（mOsm）	敗血症，低蛋白血症による浮腫

浸透圧って？

浸透圧とは何かと言うと…

液体の中で途中に一方しか通さない半透膜というものがあるとします．

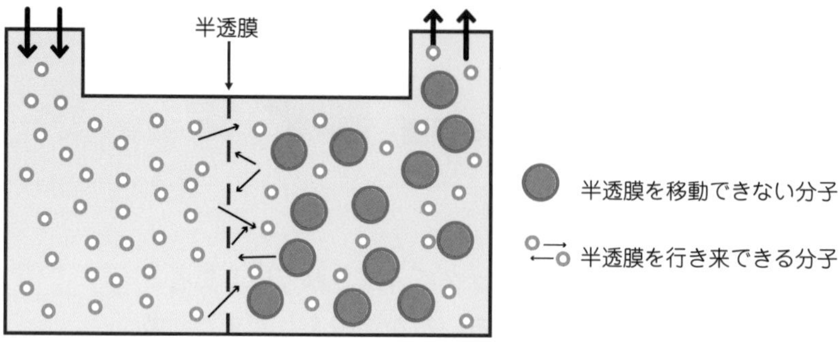

①小さい白色の分子と，それよりももう少し大きい黒の分子が入っていたとします．半透膜は大きい分子は通れません．小さい白色の分子は行き来できます．
②半透膜があると，分子量の多いほう，つまり右側のほうの黒の分子がある方向に浸透圧を一定にするために，白色の分子が右側に移動します．
③そうすると，右側のほうの圧が上がってきます．当然左側の圧は下がってきます．この圧の差というのが，浸透圧です．

半透膜が，細胞の膜です．細胞の内側と外側を隔てる細胞の膜です．分子の小さい水，白色の分子が水の分子だとすると，水が右側に移動してきます．そうすると，右側の圧が上がってくる．

わたしたちの体は浸透圧でバランスが取れてますが，この浸透圧はどのような成分からできているかというと…？

浸透圧を構成するもの

浸透圧を構成するものは２種類あります．１つが**膠質浸透圧**．それともう１つが，**晶質浸透圧**といいます．

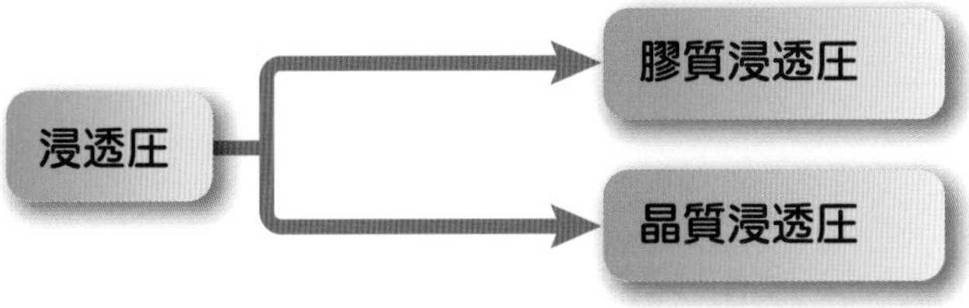

●膠質浸透圧

主にわたしたちの体の中で，膠質浸透圧を保っているのは，血漿中の**アルブミンの濃度**です．ですから，低アルブミン血症のある人は，浸透圧が保てないので組織の中に水が溜まって浮腫が出てきます．どうして「膠質」と言うかというと…？

膠質浸透圧

●おもに血漿中のアルブミンの濃度によって生じる
　血漿や間質液の浸透圧のことを指します．
（蛋白の溶液がコロイドに似ているために「膠質」と呼んだ）

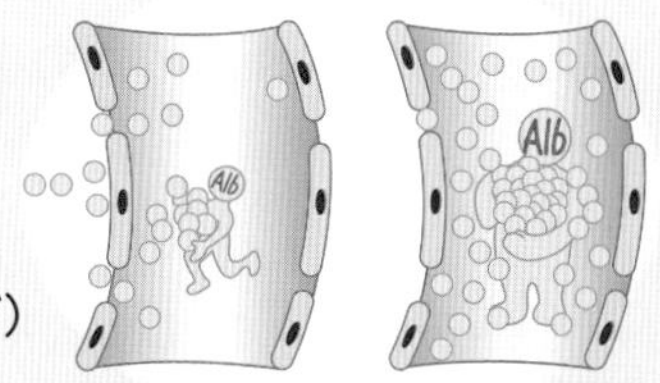

蛋白の溶液がコロイド（小さい粒子）に似ていたので，膠質と呼んだのです．「コロイド＝膠質」．それで，膠質浸透圧．主にアルブミンの濃度によって生じる浸透圧のことを膠質浸透圧といいます．

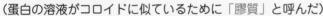

膠質浸透圧は測れない？

実はこの膠質浸透圧というのは，血液の検査で簡単には測りにくいのです．

唯一測る方法があるとしたら，“モル凝固点降下”というのがあります．これは測定方法ですが，中学や高校の理科で聞いたことあると思います．

普通の水を凍らすとだいたい0℃で凍りますが，その中に入っている分子量は，入っている量に応じて，“凝固点”（0℃で固まるものが，マイナス5℃まで固まらない．何度で凝固するか？という温度）を測ることにより，“どのぐらいの分子量がその液体の中に入っているか”ということを知ることができます．これが実測の血漿浸透圧です．

●晶質浸透圧

分子のあるもの，例えば体の中で血漿中で一番多い電解質である**ナトリウムやカリウム**，こういった小さい分子によって生じる浸透圧が晶質浸透圧です．晶質というのは，「結晶可能な」という意味があり，結晶するようにできているナトリウムやカリウムのことを指しています．

晶質浸透圧

●Na や K のように小分子物質によって生じる浸透圧　(晶質＝「結晶可能な」)

●ちなみに膠質浸透圧は，晶質浸透圧の 1/200 程度

膠質浸透圧：晶質浸透圧＝　1：200

ですから，わたしたちの体の中で浸透圧を優先的に考えなくてはいけないのは，この膠質と晶質の浸透圧です．具体的に言うと次の２つです．

①アルブミンの濃度

②ナトリウムやカリウムの小分子量物質

この膠質浸透圧というのが，実際にどの程度浸透圧に影響してるかというと，ナトリウムやカリウムの小分子の晶質浸透圧の1/200 ぐらいしかありません．ですからどちらが重要かというと，ナトリウムやカリウムのバランスを保つほうが，アルブミン濃度を上げるということよりも重要なのです．

浸透圧の正常値

浸透圧は，正常ではどれくらいあるかというと…．

●膠質浸透圧の正常値

血漿中の膠質浸透圧の正常値は？

25 mmHg (≒1.3 mOsm/kgH_2O)

1 mOsm/kgH_2O=19.3 mmHg

血漿中，わたしたちの血液の中の膠質浸透圧の正常値は，25 mmHg です．これは mOsm/kgH_2O でいうと，約 1.3 mOsm/kgH_2O です．血液の検査で浸透圧の測定をすると，単位が mOsm で出てくることがあります．あるいは mmHg で表現される病院もあります．

膠質浸透圧（アルブミン濃度による浸透圧）というのは，わたしたちの体の中では，だいたい 25 mmHg と思えばよいでしょう．

mOsm（ミリオスモル）と mOsm/kgH_2O（重量オスモル濃度）

1 Osm ＝ 1 M（モル）と等しい浸透圧

1 mOsm/kg・H_2O ＝水 1 kg に溶けている溶質の M（モル）数．

お気付きと思いますが，浸透圧は「圧」ですから通常は kg/cm^2 とか g/mm^2 のように重量と面積で表示するのが普通です．

でも溶液の浸透圧は溶液中の粒子の数に比例することはわかっていますから，浸透圧をその溶液中の粒子数で表わしたものが Osm や mOsm です．溶液についてだけ表現できる圧力の単位です．

ちなみに mmHg は以前は気圧の単位として使われたこともありますが，現在は血圧の単位としてのみ使われます．

晶質浸透圧の正常値

血漿中の晶質浸透圧の正常値は？

280 mOsm/kgH_2O

小分子量による浸透圧の正常値は，約 280 mOsm/kgH_2O です．血液の検査で浸透圧測定というと，正常値は約 280 mOsm/kgH_2O と書いてあります．

例えば晶質浸透圧が 260 mOsm/kgH_2O まで下がり，ナトリウム濃度が 110 mEq/L しかないというときは，やはり浸透圧が低下しています．ですから，多くの場合は，血漿中の浸透圧がやたらと低いときには電解質異常があると考えられます．

主にこの晶質の浸透圧に寄与しているのは，ナトリウム，カリウムと言いましたが，それ以外で影響する分子としては，**「ブドウ糖」**や**「UN（血中の尿素窒素）」**です．血漿晶質浸透圧は，計算で近似値を求めることができます．その計算式というのが下記です．

寄与しているのは，Na，K，ブドウ糖，UN

$$\text{血漿晶質浸透圧}\ (\text{mOsm/L}) = 2\times(\text{Na}+\text{K}) + \frac{\text{Glu}}{18} + \frac{\text{UN}}{2.8}$$

①ナトリウムとカリウムの濃度を 2 倍する
②血糖値を 18 で割る
③UN の値を 2.8 で割る
④以上を足したもの

以上がだいたい晶質浸透圧に一致してきます．

ですから，毎回毎回浸透圧を測らなくても，この計算式で浸透圧を推測することができます．

血液の生化学の検査をすると，その患者さんの浸透圧が書いてありますが，多くの場合はナトリウム濃度がものすごく高い高ナトリウム血症で，150 mEq/L くらいの場合があります．脳外科の患者さんでかなり具合が悪い方はナトリウム濃度が 160 mEq/L とかになっています．そういった患者さんになってくると，血漿の晶質浸透圧が 300 mEq/L を超えます．

逆に例えば心不全とか高齢者でナトリウム濃度が 110 mEq/L 程度の場合，血漿の晶質浸透圧は 250 mOsm/kgH_2O くらいに下がってきます．そうすると当然浮腫（むくみ）が出てきます．こういった浸透圧は，生化学の検査の結果で概算を知ることができます．

基準値
- ナトリウム 142 mmEq/L
- カリウム 4 mEq/L
- UN 8～20 mg/dL

2-2 浮腫の病態生理 －体液の量と分画－

POINT

- 体液の区画は３つ！ 「細胞外液」「細胞内液」「サードスペース」
- 細胞外液の異常は，「イン」「アウト」で検討する！
- 細胞内液の異常は，「シフト（浸透圧）」の異常を検討する！

どの体液区画の変化なのだろう？

体液量が変化する病態であったときに，どこの体液の区画が変化しているか？　ということを考えるときに，体液というものを３つの区画におよそ分けてみましょう．

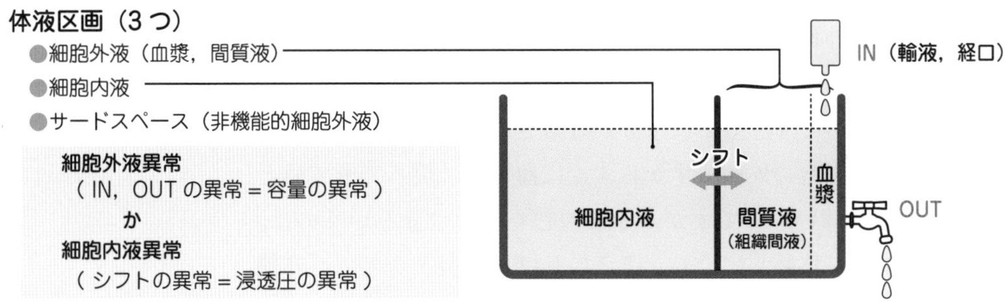

１つが**細胞内液**．細胞の内側です．細胞壁に囲まれた細胞の内側．もう１つがこの細胞の外側です．細胞の内側の外側ですから，**細胞外液**です．これには血漿中，血管の中もありますし，間質液，組織間液と言われるものもあります．そして３つめが**サードスペース**と呼ばれることがあります．

サードスペースって？

「サードスペースに水が溜まったから，尿が減った」と言われるかもしれませんが，このサードスペースとは何でしょう？

細胞内が「ファースト」，細胞外が「セカンド」，それ以外という

ことで「サード」スペースなのです．要するに，「細胞内」「血管内」以外の場所を示しています．

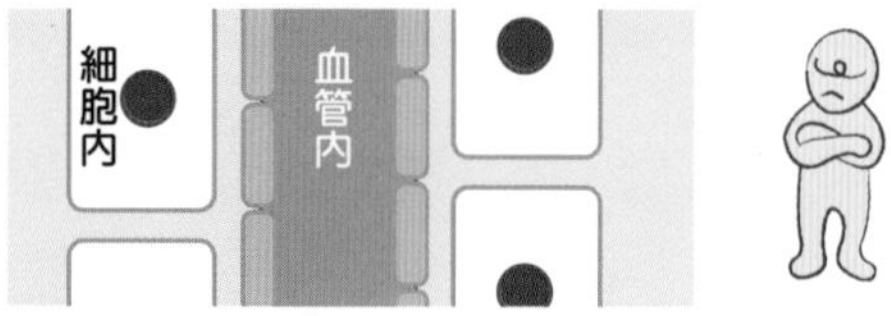

サードスペースなんて実際に見るわけにもいきませんから，どこかわかりません．このサードスペースのことを，言い方を変えると，**非機能的細胞外液**と言います．

普通は細胞の内側と外側というのは，細胞膜を通して水分が，結構自由に行ったり来たりしています．

自由に行ったり来たりはできるのですが，このサードスペースに溜まった液体というのは，なかなか血漿中や，または細胞の内側に入っていかないのです．ですから，あまり機能しません．

それでどういったところに出てくるかというと…？

例えば消化器外科の手術で，腹腔を開けて腸管をひっぱる．腸管を縫合したりする．そうすると物理的な刺激によって，腸間膜や腸管の壁がむくむのです．そこに水分が貯留されるのです．そこに溜まった水分は，細胞の外側ですからすぐに血漿中に戻ってきて尿として出てくれればいいのですが，そこのむくみの水分というのは，細胞内や血漿中に移動しにくく，ここにしばらく留まるので**「非機能的」**と言われる所以です．

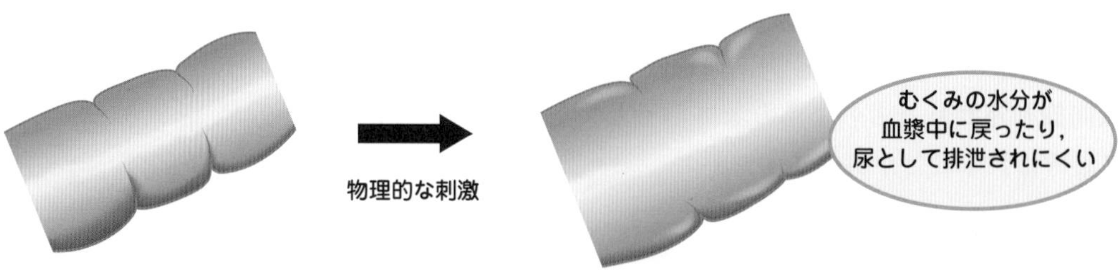

つまり，そこに水が貯まっているので，腸管を実際に目で見ると，腸管のむくみとして見えるのです．腸管を縫合したりすると，むくんでくる．ちょっと言い方良くないかもしれないですが，「ちくわ」

みたいにパーンと腫れるんです．そこのちくわみたいに腫れた腸管に貯まった水分というのは，尿としてすぐ出てこないのです．

ですから，消化器の術後で十分に輸液をしたいのだけれども，“尿量が保てない”というときには，“サードスペースに貯まったんじゃないか？”とよく言われます．これは，数日経って，物理的な刺激の影響がなくなり，炎症が落ち着いてくると，いずれ血漿中に戻ってきます．そして，こういったものが尿として出てくるのです．

例えば術中に５Ｌ輸液が入ったけれど，術中の尿量は 1L しか出てこなかったとします．

そうすると，数日経つとその残った４Ｌの非機能的な細胞外液がだんだんと血漿中に戻ってきて，尿量が急に増えてきます．

それで１週間ぐらい経つと，５Ｌ入った輸液と，出て行った尿が同じぐらいの量になります．

つまり，手術のときに５Ｌ輸液をした水分は，最初は出てこない．それから術後数日経ってくると，よく言うのが，**「リフィリング（re-filling）」**，また血液中に戻ってくるというように言われることがあります．

これがサードスペースと言われる場所です．

どこが異常なのか考えてみる

細胞の内側と外側，つまり細胞外液の異常なのか，細胞の内側の異常なのかその２つを考える必要があります．

体液の区画は，細胞の内側，外側，それとサードスペースです．

細胞外液の異常

異常になっているとしたら，細胞外液の異常かどうかを考えます．この細胞外液というのは，インとアウトです．入ってきた点滴，それと出ていった尿量の異常なのかどうかを検討します．

細胞内液の異常

今度は細胞の内側について考えます．細胞の内側の水分というのは，尿量で知ることはできません，この細胞の内側に液体が入っていることの一番の大きな要素というのが，浸透圧です．浸透圧の差によって入ってくるのです．つまり，細胞の内側の水分が多いか少ないかというシフトの異常すなわち浸透圧の異常を検討します．

ですから，わたしたちの体の中の水分のバランスを考えるときに，まず場所がどこか？　いわゆる細胞内か？　細胞外か？（場合によってはサードスペースか）．大きく分けると，この２つです．細胞内か細胞外と考えましょう．

細胞の外側の異常	細胞の内側の異常
①点滴の入れ過ぎ	シフトの異常(浸透圧の異常)
②点滴の不足	
③尿の出過ぎ	
④インとアウトの観察	

このように分けて考えると，非常に分かりやすいと思います．

コラム

「サードスペース」は存在しない!?

■サードスペースについての議論

これまで，本書では「非機能的細胞外液量（non-functional Extra Celluler Fluid Volume：nf-EC(F) V」，通称“サードスペース”として説明してきました．

確かに術後患者のin-outバランスを見ていると，臨床的実感としても納得できる説明ですが，このサードスペースが本当にあるのかの検証や議論は古くから行われていました．

実際に出血や腹腔内の手術操作によって細胞外液量が増えるかの検証は，細胞外液に分布するアイソトープを用いて行われ検証されました．

■サードスペースの概念の誕生

当初は侵襲後には細胞外液量は減少すると言われ，輸液量とこの減少した細胞外液量の差が「サードスペース」と考えられた発端でした．その後の追試によって，出血や腹腔内の手術操作の侵襲によっても侵襲前後での細胞外液量は変化しないことがわかってきました．

■分布しない水分

つまり侵襲前後に投与された輸液で，細胞外液に分布しない（余分な？）ものは浮腫となり，これが時間の経過とともに血管内に戻って尿となって排泄されるというわけです．

いずれにしても，この分画された水分（sequestrated fluid）やサードスペースの用語は便利な言葉に違いは無いので，この表現は今後も用いても差し支えないのでは，と考えます．

3 脱水の病態生理

POINT

- 「低容量」と「脱水」の病態は大きく異なる．
- 「低容量」とは，細胞外液が減った状態．「脱水」とは，細胞内液が減った状態．
- 脱水の組み合わせは，「低張性」「等張性」「高張性」，ナトリウムに注目する！

脱水と低容量のちがい

「脱水，」簡単に使いますよね，脱水って．輸液療法というのは，比較的簡単にできるようになったので，なんでもかんでも輸液をしてはいないでしょうか？

比較的安易に，あまり考えずに“とりあえず輸液”を開始することがありますが，よく言われる脱水とは何なのでしょう？

それと，脱水という病気と，いわゆる低容量（容量が少ない）とはどのようにちがうのでしょうか？

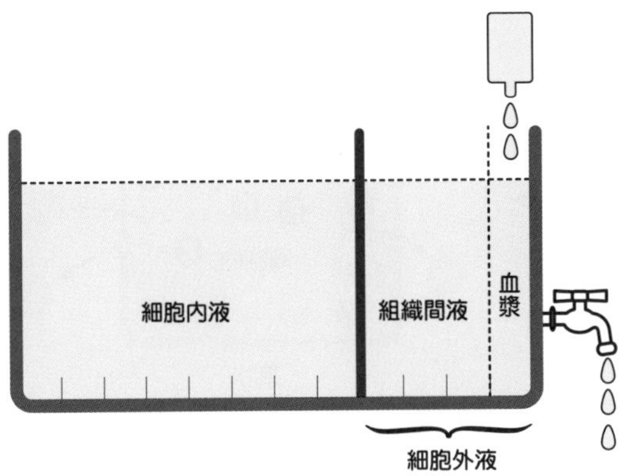

体液の区画を考えたときに重要なのは，脱水というときに，細胞内と細胞外，“どこの水分が減っているのか”ということなのです．

低容量（いわゆる容量が少ない）というものと，脱水（水分が少ない）ということとは，どのように違うのか？というと….

この脱水というのは，低容量とは全く違うことなのです．似ているところもありますが，両者の病態は大きく違います．

低容量≠脱水

- 両者の病態は大きく異なる
- 低容量＝細胞外液量減少
- 脱水＝自由水欠乏＝高ナトリウム血症

低容量って？

模式図ですと，細胞外液が減ったのが低容量です.

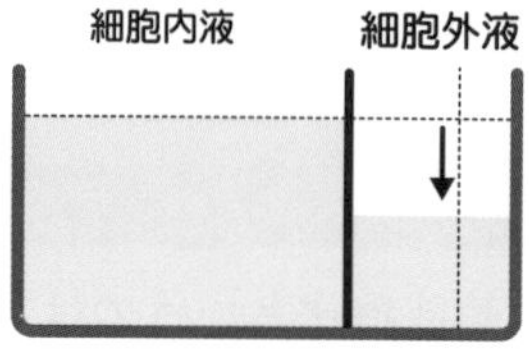

低容量

脱水って？

脱水というのは，自由水欠乏と言われています．どこが足りなくなっているかというと，細胞内液なのです．本当の意味での脱水というのは，この**細胞の内側の水が減っている**のです.

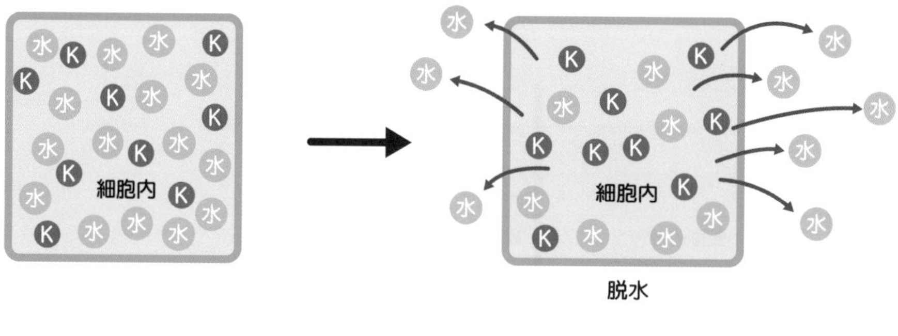

脱水

細胞の内側の水分が減ってくると，細胞の中にはカリウムが多くなります. 当然細胞の内側の水が減ると, その細胞外液も一緒に減ってきます．細胞外液の水分だけが減ると，ナトリウムの濃度は変わりませんので，ナトリウムが増えているわけではないのですが，**ナトリウム濃度の見た目が高く**なるんです.

そうすると，高ナトリウム血症をきたしてくることがあります.

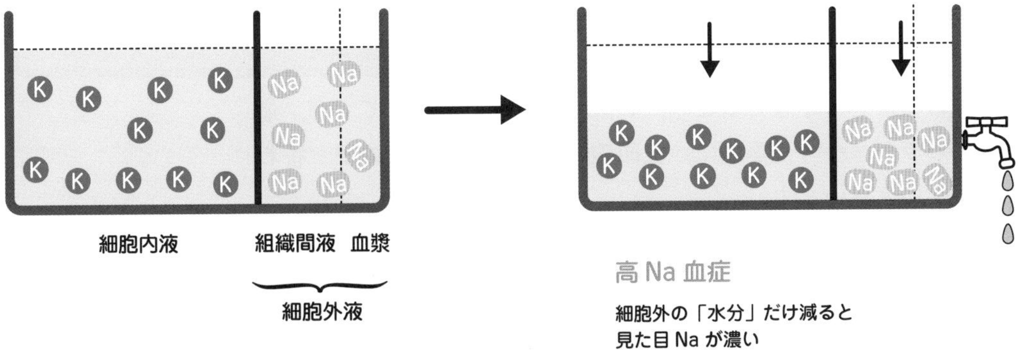

自由水って？

自由水と言われるものは，**電解質と結合せず細胞の中に自由に出入りできる水分**のことです．

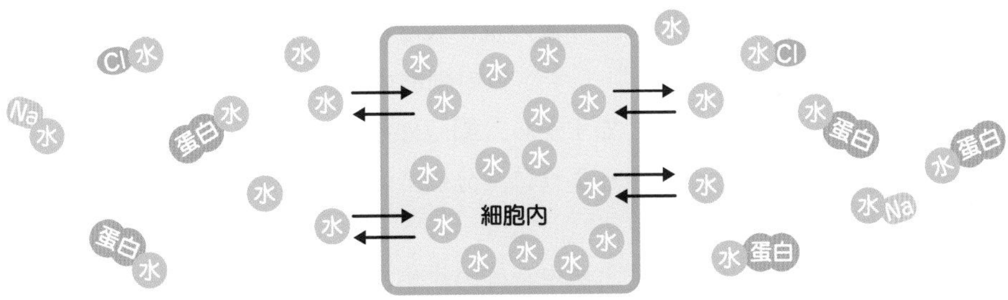

例えばナトリウムやクロールなどと結合していない，細胞の中に自由に出入りできる水分．自由に出入りできるから自由水といいます．輸液の種類でどういったものがあるかというと，ブドウ糖などです．ブドウ糖液は，体内に投与されると，ブドウ糖は速やかに消費されますから，残るのは純粋に水です．電解質を含んでいない水です．

こういった自由水っていうものは，血管の壁とか細胞の壁を自由に通過できるのです．水ですから，組織結合水の分子や，電解質とくっついた水の分子より小さいです．ですから自由に通過できるのです．

自由通過できない水，「結合水」

“じゃあこれの一方で自由に通過できない水がなにか”って言うと，これは**組織結合水**と呼ばれて，例えば蛋白や電解質，ナトリウム，クロールなんかと一緒にいる水の分子です．

こういったものが組織にくっ付いている水ですから，自由に血管の中を通って細胞の内側に入っていったりとかはできないのです．

体液バランスの評価

体液のバランスを考えるとき，いわゆる脱水も含めてですが，最低限のバランスを考えるのに，**矢印の図**で見ていただくのが一番わかりやすいと思います．

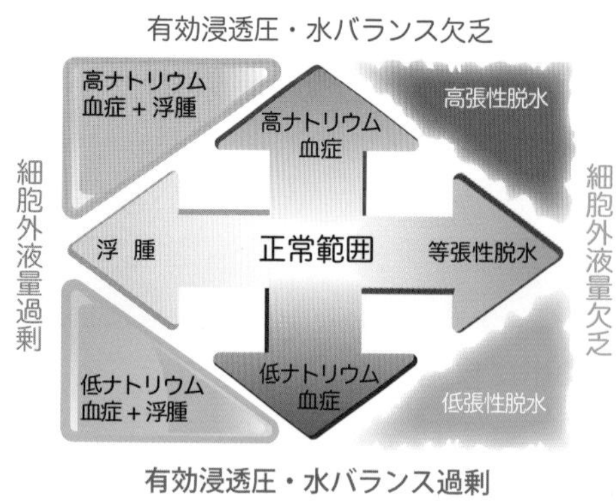

体液バランスの評価は矢印の図で考える
体液変化の組み合わせは，8 通り

まず，“細胞の外液の量がどうか”．外液の量が欠乏なのか？　過剰なのか？　それと，“水バランス”です．体の細胞の内側の中の水分が多いのか？　少ないのか？　ですから，細胞外液の量と細胞の中の水分量が多いか少ないかというように，分けて考えます．

細胞外液を例に出します．

・細胞外液の量が，増えてくると，当然浮腫性の疾患になってきます．むくんできます．

・細胞外液がずっと減ってくると，脱水というのが起こります．

先程は，「低容量は脱水ではない」言いましたが，まったくイコールではないということです．

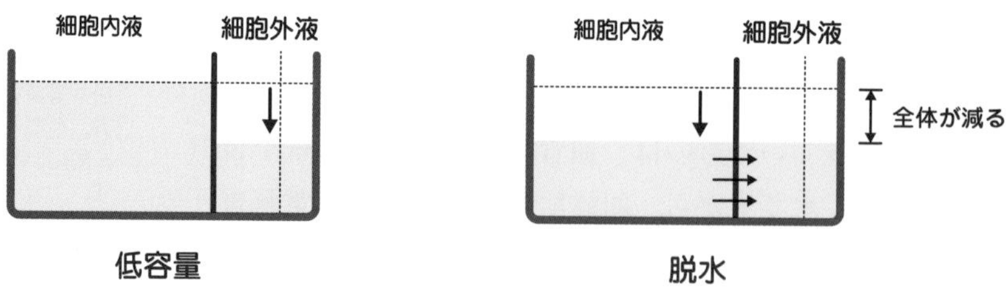

細胞の外液が減ってくると，当然減った分を補おうとして，細胞の内側の液体が細胞の外側に出ていきますから，トータルの水の量としては減ってくるわけですね．これが脱水です．

●高ナトリウム血症と低ナトリウム血症

脱水と浮腫性の疾患，一方でその体全体の水の量はどうかというと….

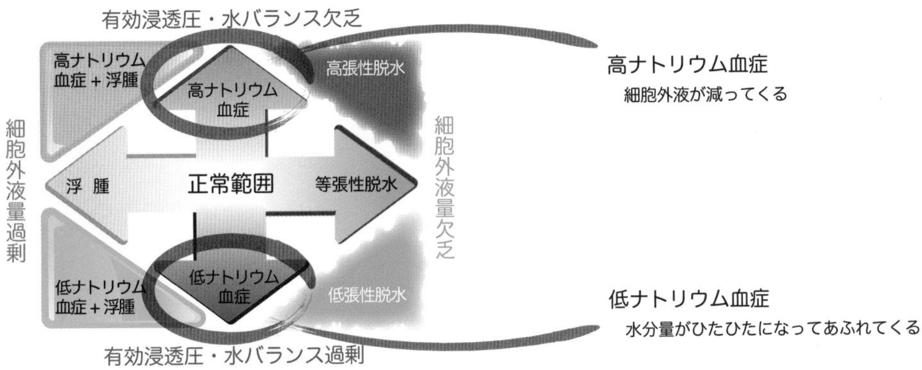

▶高ナトリウム血症

体内の全体の水の量が少なくなってくる，つまり細胞外液の水分が減ってくると，この中に溶けているナトリウムの濃度が濃くなりますから，血液の検査をすると，**ナトリウム濃度の見た目が高い**．高ナトリウム血症となります．

▶低ナトリウム血症

一方で，水分の量が全体にひたひたになってあふれてくると，中に溶けているナトリウムの総量は変わりませんから，血液の検査をすると**ナトリウムの濃度が見た目で下がってくる**ので，低ナトリウム血症という状態になります．

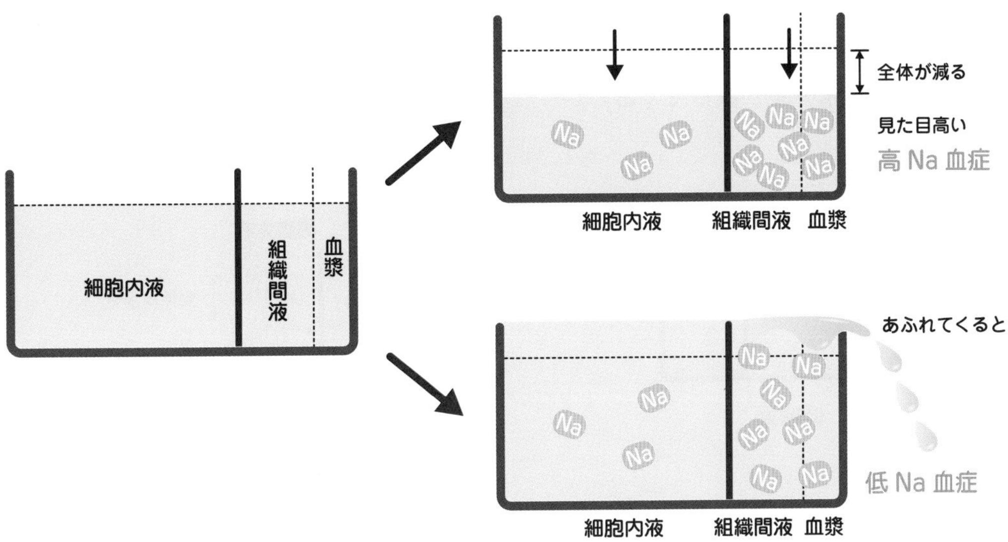

矢印の図で評価する

水分の量と細胞外液の量というのを分けて考えます．

そうすると，ちょうど細胞外液が足りていて，全体の体の中の水のバランスが取れているのが中央の正常の範囲です．

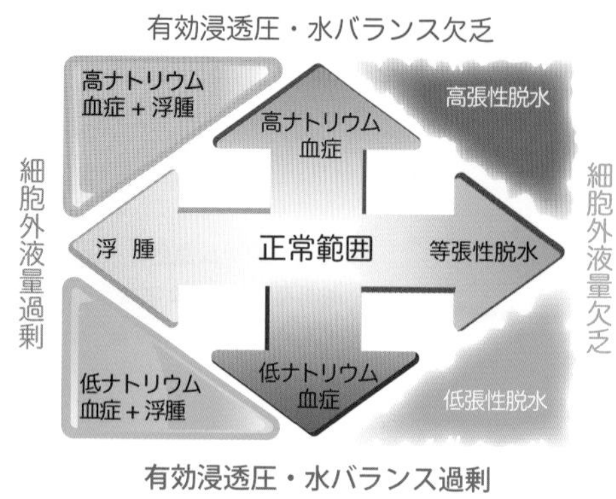

①細胞の外液が過剰，あるいは欠乏．

②体全体の水分の量が過剰，あるいは欠乏．

③ちょうどいいバランスが取れている，真ん中が正常．

いわゆる普通の脱水症のとき，どのようなことになっているかというと，**矢印の図**で右側を示すように細胞外液量が減っている状態です．細胞外液も減っているので，いわゆる“脱水”です．細胞外液量だけが減ったのは，“低容量”です．

低容量が脱水ではないと言いましたが，細胞外液の量が減ってくると，当然次には細胞の内側の水分量が減ってきますので，全体としては体の中の水分量が減ってくるということです．

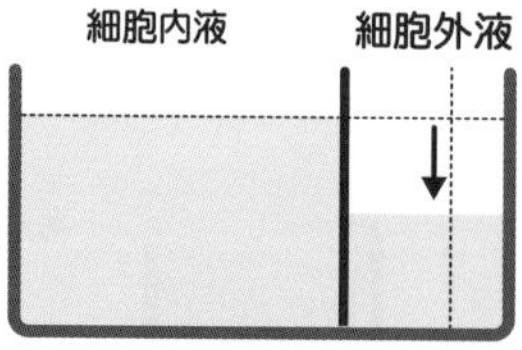

低容量

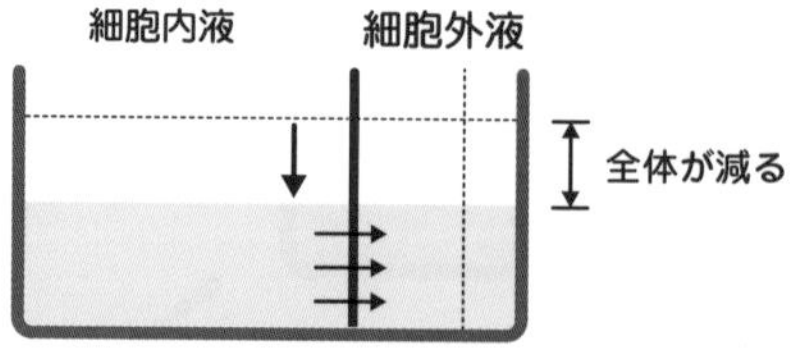

脱水

脱水症の組み合わせは，低張，等張，高張

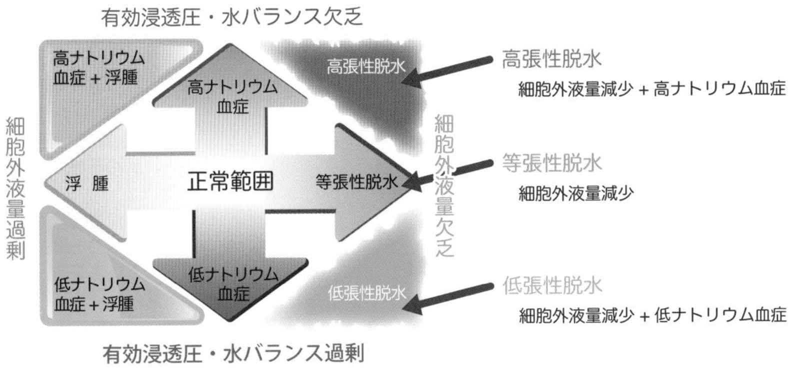

基準値
血清 Na 135 ～ 145 mEq/L

水分が過剰でも脱水？　低張性脱水

脱水では，細胞外液の量は欠乏しています．

ところが同じ脱水でも，**身体全体の水分が，過剰な脱水**があります．それが**低張性脱水**です．

低張性脱水では細胞外液の容量は少ないのに，身体全体の水分が過剰ですので，ナトリウムは薄まっています．脱水症なのにナトリウムが 120 mEq/L 程度しかないのです．

一方でナトリウムの摂取不足のときも低張性となります．

等張性，高張性脱水とは？

一方，細胞外液は少ないのですが，水分のアンバランスはなくナトリウムも正常．そういった時を**等張性脱水**と言います．

（反対に，ナトリウムが低い時が先程述べた**低張性脱水**です．）

また全体の水分が減ってきている時には，ナトリウム濃度が上ってきますので，**高張性脱水**（高ナトリウム血症）と言います．

低ナトリウムであれ，高ナトリウムであれ，どちらにしても**脱水という状態は細胞外液が欠乏**している状態です．

まず脱水の治療のためには，この細胞の中の水分やナトリウム濃度は別として，細胞外液量は減った状態です．そのようなときには細胞外液を点滴すれば良いのです．

そうすればまず図の左側にきて，正常範囲に近づきます．漫然と細胞外液を入れていくと，場合によっては，血清ナトリウムがさら

矢印の図で考える

皆さんが多分，色々なところで高張性脱水，等張性脱水，低張性脱水などとを聞くと思いますが，『低張・高張』というのはピンときませんね．じつは，それは**矢印の図**で考えていただいて，細胞外液が多いか少ないか，あとは身体全体の水分が多いか少ないか，いわゆる**ナトリウムが薄まっているか濃くなっているか**ということを考えていただければ良いのです．

に高くなってくることがあります.

ナトリウムが高いか低いか（低張性脱水または高張性脱水）の時に，細胞外液が少ないと**ショック状態**になり，放っておくと**腎不全**になったりします．ですからまずはこの細胞外液を補うのです.

それから，次に電解質の補正を行います.

細胞外液の減少と腎不全

細胞外液の減少，つまり循環血流量の減少により主要臓器の機能を維持することができなくなりショック状態となります．（ショックの徴候：蒼白，虚脱，冷汗，脈拍不触，呼吸不全）

循環血流量の減少が起こると心拍出量も減少します．すると，末梢血管が収縮して腎血流量が減少し急性尿細管壊死をきたし，いわゆる腎前性腎不全になります.

4 急性期・慢性期の電解質異常

POINT

- ナトリウムとカリウム，「高い」か，「低い」かの他に，「急性期」か「慢性期」かで考える．
- 「急性期」と「慢性期」では，同じカリウムの値でも，症状がだいぶ違う．

電解質異常ではどんな疾患がひき起こされる？

急性期と慢性期とでは，電解質の異常には，様々な違いがあります．

急性期の場合，「実践的」なことになりますが，**高カリウム血症**などでは**不整脈**を起こします．しかし慢性期であると不整脈は起こしません．

例えば，慢性腎不全の患者さんが透析の日の朝など，カリウムが6.0 mEq/L 程あったりします．しかし透析のために元気に歩いて来ます．ところがさっきまでカリウムが 3.5mEq/L だった人が急に 6.0 mEq/L に上ると，**心室細動**を起こす危険性があります．

急性期と慢性期の電解質異常というのは，症状もだいぶ違うのです．

透析患者では何故カリウムが高い？

カリウムは消化管や腎から排出されますが，そのうち９割程度は腎から排出されます．透析患者では腎からの排泄ができないため，高カリウム血症をきたしやすくなります．慢性期の高カリウム血症として代表的な病態です．

ナトリウムの異常

	急　性	慢　性
低Na 低張性脱水	水中毒※ 水ばかり飲んでいる	副腎不全 長期ステロイド剤服用，突然の中止など
高Na 高張性脱水	熱中症 水分補給なしにマラソンなど，短期間での脱水	熱中症 夏場などに高齢者が長期間，水分が採れない．

※水中毒は水分過多で，「脱水ではない」

●高ナトリウム血症

急性の高ナトリウム血症

例えば電解質の異常の中で，我々が血液検査の結果から知り得る電解質の異常に高ナトリウム血症がありました．これが急性期で起こるのであれば，夏に多い**熱中症**です．

炎天下に塩分の補給もせず，水分補給もままならずにマラソンをしたとします．身体にだんだん力が入らなくなり，バタッと倒れて救急車で運ばれました．そういう人の血液は，ナトリウム濃度が157mEq/L に上っていたりします．これは**高ナトリウム血症**です．

急性期の熱中症などは，代表的な病態で高張性の脱水です．

慢性期の高ナトリウム血症とは？

一方，先程出ました高張性脱水についてです．脱水ですから確実にこれは一番上の矢印です．このような高張性の脱水は瞬時には起こりません．たいてい長期間の水分の摂取の不足，あるいは長期間の臓器不全などによるものです．

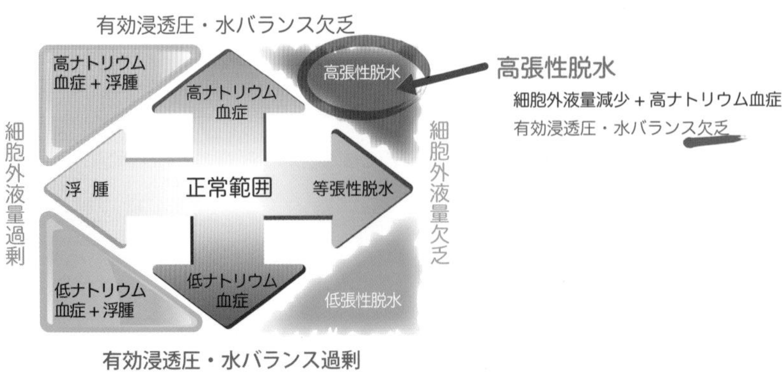

高齢者が長期間，水分が採れない状態の時は，熱中症の場合があり，夏場は多いです．

独居老人宅で数日間，新聞受けから新聞が減っていないことに近所の人が心配して家の中に入ったら，家の中で倒れていた．「どうも脳梗塞を起こして動けなくなったらしい」という方が病院に運ばれてくると，すでに全身カラカラになっています．それでナトリウムを調べると 150 mEq/L で意識も悪い，これは高張性脱水です．

低ナトリウム血症

急性の低ナトリウム血症

今度は低ナトリウム血症です．例えば急性期では時々みられます．それは，**水中毒**です．

水中毒という言葉はしばしば聞きます．救急外来に来る水中毒の患者さんの多くの場合は，精神科疾患などがあり，水ばかり大量に飲んでいます．１日に３～４リットル水を飲んでいる人が，意識が悪くなり運ばれます．ナトリウム濃度は 115 mEq/L しかない．これは低ナトリウム血症の水中毒です．

慢性の低ナトリウム血症

矢印の図の一番下です．細胞外の容量は少ないけれど，身体全体の水分量としては余っている，あるいはナトリウム量が不足しているという状態です．

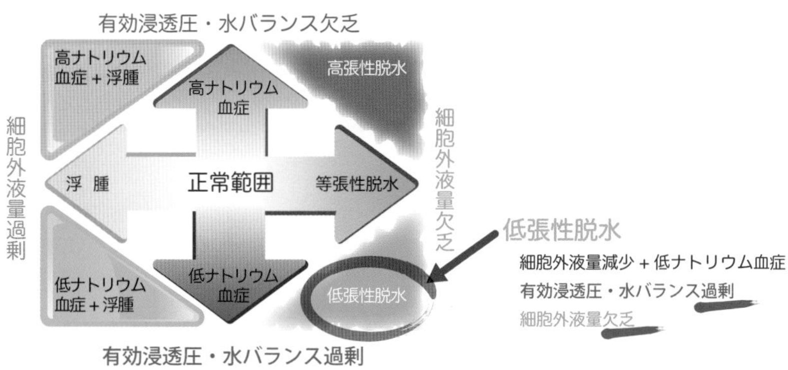

例えば腎機能が悪いときなどの場合です．要は**水分が身体の外に出ていかない**ということです．それは，循環血液中の細胞外液の水分量が減って，ナトリウムが 117 mEq/L ぐらいになっていれば**低張性脱水**だということがわかります．（不感蒸泄によって尿が出

なくても水分が入らないと，体全体の水分量は減ってきます)

また，慢性でナトリウムが低下する病気で時々あるのは**副腎不全**です．副腎不全の時は，電解質をコントロールするアルドステロンや副腎皮質ホルモンのアンバランスからナトリウム濃度が下がるのです．

ですから比較的慢性に低下した人で低ナトリウム血症がわかった時には，必ず副腎不全があるのではないかということを考えましょう．

コートロシン負荷テスト（迅速 ACTH 負荷試験）

合成 ACTH であるコートロシン® を投与し，副腎皮質よりコルチゾール（ステロイドホルモン）を分泌させる試験．

血中コルチゾールを測定することにより，副腎皮質ホルモン分泌予備能つまり副腎予備力がわかる．

その他に考えられる病態として，稀な例ですが，長期間にステロイドを服用していた患者さんの場合です．ステロイド剤（プレドニン）を 1 日 20 mg 服用している人が，“薬がなくなった”，あるいは体調が少し悪くなり“ステロイドの服用を急に止めてしまった”時になるのが副腎不全です．これは，症状として，だんだん意識がボーッとしてきます．

また特にステロイドを服用していなくても，ストレス状態の場合です．例えば高齢者が敗血症性ショックになる，あるいは多発性外傷になる，という大変ストレスがかかった状態になってくると，二次的に副腎不全になります．

こういった患者さんは，急性期の ICU などでコートロシンの負荷テストをして，副腎がきちんと反応してコルチゾールを出すかということを調べることにより，副腎不全であるか否かを判断します．

カリウムの異常

●どうして高カリウム血症になるか？

	急　性	慢　性
低 K	周期性四肢麻痺	原発性アルドステロン症
高 K	急性腎不全，溶血 心室細動を起こす危険あり	慢性腎不全 透析患者の透析前は K 6.0mEq/L 程度 症状は殆ど出ない

急性高カリウム血症

今度はカリウムの話です．高カリウム血症は，急性腎不全で起きます．当然，腎機能が低下しているので，カリウムが身体の外に排出されません．

あとは溶血です．細胞の内側はカリウムがプラスイオンの量としては一番多いのです．ということは，なんらかのきっかけで血球成分が溶けたことが考えられます．要因としては，感染症があるかもしれませんし，毒物かもしれません．溶血では血球（赤血球）が破壊され，血漿が真っ赤になります．すると，血球中のカリウムが循環血中に放出されて，血漿中のカリウム濃度が急激に上昇し，**高カリウム血症**をきたします．

慢性高カリウム血症

本章の冒頭でも述べたように，慢性腎不全の患者さんでは，カリウムが５～６ mEq/L 程が普通にあり，高カリウム血症がありますが，症状は殆ど出ません．

急性の低カリウム血症ってどういう状態？

カリウムが低いものとしては，例えば**周期性四肢麻痺**という病気があります．これは暴飲暴食をしたり，アルコールを大量に摂取したあとに全身の脱力が起こります．二日酔いとは違います．

ブドウ糖の糖分の負荷により，インスリンなどのホルモンが分泌されますが，周期性四肢麻痺ではインスリンのホルモンにより末梢血の循環血液中のカリウムが細胞の内側に入ってしまいます．

そうすると採血をしてカリウムを計ると，1 mEq/L 台程度しかないのです．

本人は「グーッ」と力を入れようとしても力が入りませんが，カリウムを投与するとだんだん力が入ってきて，筋肉の力も戻ってきます．これが周期性四肢麻痺です．

慢性の低カリウム血症

慢性にカリウムが低下する疾患としては，副腎疾患で，**原発性のアルドステロン症**があります．

頻度はそれほど多くはありませんが，本人が比較的元気であるのに血液の検査で『カリウムがいつも低値』という時は，原発性のアルドステロン症という疾患を疑い，精査することがあります．

Ⅱ

つぎに，輸液管理を理解しよう！

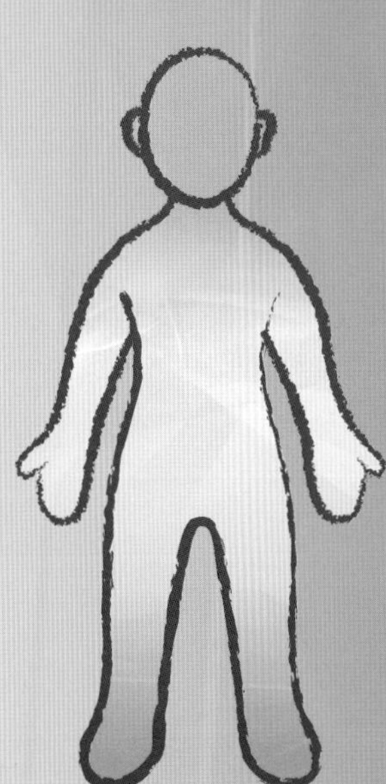

1 輸液の目的

POINT

- 輸液製剤の種類と組成の表を活用しよう！
- 輸液製剤の種類は，大きく分けて５つ！
  「電解質輸液製剤」「脂肪製剤」「アミノ酸製剤」「カロリー輸液製剤」「輸血」

輸液製剤の種類と組成

輸液製剤は，細かい成分が一覧表になっているのをよく見ると思います．一方に製剤の名前がずらっと書いてあって，その横に成分が書いてあります．例えばナトリウムの濃度，カリウムの濃度，グルコースの濃度，グルコース以外のものなどが一覧表になっています（下表および表紙見返しを参照）．

一覧表を活用しよう！

輸液のメーカーの方に頼んだら，必ず用意してくれますので，それを持っておくのが一番よいと思います．

輸液の目的

- 水分補給
- 電解質補正
- カロリー投与
- 浸透圧維持

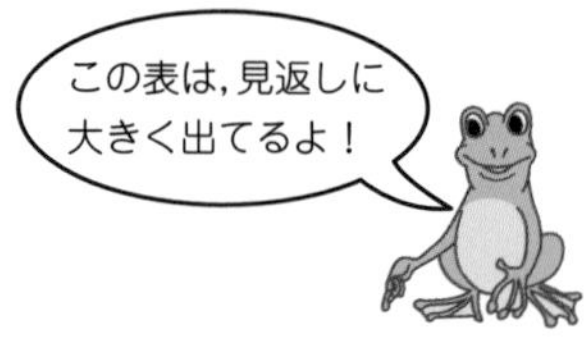

細胞外液補充液

製品名	会社名	容量 (mL)	糖 糖質	糖 w/v%	電解質 (mEq/L) Na^+	K^+	Ca^{2+}	Cl^-	Lac^-	pH	浸透圧比 (約)	熱量 kcal/L
リンゲル液「オーツカ」	大塚工場	500	－	－	147	4	4.5	155.5	－	5.0-7.5	1	－
リンゲル液「フソー」	扶桑	500			147.2			155.7			0.9-1.1	
ソルラクト輸液	テルモ	250,500,1000	－	－	131	4	3	110	28	6.0-7.5	0.9	－
ラクテック注	大塚工場	250,500,1000			130		3	109	28	6.0-8.5	0.9	
ラクトリンゲル液"フソー"	扶桑	200,500,1000			130.4		2.7	109.4	27.7	6.0-7.5	0.8-1.0	
ハルトマン液「コバヤシ」	アイロム	500			130		3	109	28	6.0-7.5	0.7-1.1	
ハルトマン液-「HD」	ニプロＰ	500			131		3	110	28	6.0-7.5	1	
ハルトマン液pH8-「HD」	ニプロＰ	500,1000			131		3	110	28	7.8-8.2	1	
ニソリ輸液	マイラン	500			130		3	109	28	6.5-7.5	0.5-1.4	
ソルアセトＦ輸液	テルモ	500,1000	－	－	131	4	3	109	Ace^-28	6.5-7.5	0.9	－
ヴィーンＦ注	興和	500			130					6.5-7.5	1	
ソリューゲンＦ注	アイロム	500			130					6.5-7.5	0.8-1.0	
ビカネイト輸液＊	大塚工場	500,1000	－	－	130	4	2	109	HCO_3^-28	6.8-7.8	0.9	－
ビカーボン輸液＊	味の素製薬	500	－	－	135	4	3	113	HCO_3^-25	6.8-7.8	0.9-1.0	－
ソルラクトＤ輸液	テルモ	250,500	Glu	5	131	4	3	110	28	4.5-7.0	2	200
ハルトマンＤ液「小林」	アイロム	500			131			110		4.1-4.9	1.8-2.2	
ラクテックＤ輸液	大塚工場	500			130			109		3.5-6.5	2	
ソルアセトＤ輸液	テルモ	250,500	Glu	5	131	4	3	109	Ace^-28	4.0-6.5	2	200
ヴィーンＤ注	興和	200,500			130					4.0-6.5	2	
ソリューゲンＧ注	アイロム	200,300,500			130					4.0-6.5	1.8-2.1	
ベロール注	マイラン	300,500			130					4.0-6.5	1.8-2.1	
リナセート輸液	味の素製薬	200,500			130					4.5-6.0	2	
アクメイン注	光	200,500			130					4.0-6.0	2	
ソルラクトＳ輸液	テルモ	250,500	Sor	5	131	4	3	110	28	6.0-7.5	2	200
ラクテックＧ輸液	大塚工場	250,500,1000			130		3	109	28	6.0-8.5	2	
ラクトリンゲルＳ注「フソー」	扶桑	200,500			130.4		2.7	109.4	27.7	5.5-6.5	1.8-2.0	
ニソリ・Ｓ注	マイラン	500			130		3	109	28	6.0-7.5	1.5-2.4	
ソルラクトTMR輸液	テルモ	250,500	Mal	5	131	4	3	110	28	3.5-6.5	1	200
ポタコールＲ輸液	大塚工場	250,500			130		3	109	28	3.5-6.5	1.5	
ラクトリンゲルＭ注「フソー」	扶桑	200,500			130.4		2.7	109.4	27.7	4.5-6.0	1.4-1.5	
ヒシラックＭ液	ニプロＰ	500			130		3	109	28	4.0-6.0	1.3-1.5	
ニソリＭ注	マイラン	250,500			130		3	109	28	3.5-6.5	1.4-1.5	
フィジオ70輸液	大塚工場	250,500	Glu	2.5	70	4	3	52	Ace^-25	4.7-5.3	1	100
フィジオ140輸液＊	大塚工場	250,500	Glu	1	140	4	3	115	Ace^-25	5.9-6.2	1	40

＊ビカーボン輸液はその他に Mg^{2+} 1mEq/L，Cit^{3-} 5mEq/L を含む　＊ビカネイト輸液はその他に Mg^{2+} 2mEq/L，Cit^{3-} 4mEq/L を含む
＊フィジオ140輸液はその他に Mg^{2+} 2mEq/L，$Gluco^-$ 3mEq/L，Cit^{3-} 6mEq/L を含む

開始液（1号液）

製品名	会社名	容量 (mL)	糖 糖質	糖 w/v%	電解質 (mEq/L) Na^+	K^+	Mg^{2+}	Cl^-	Lac^-	pH	浸透圧比 (約)	熱量 kcal/L
ソルデム1輸液	テルモ	200,500	Glu	2.6	90	－	－	70	20	4.5-7.0	1	104
ソリタ-T1号輸液	味の素製薬	200,500			90			70		3.5-6.5	1	
リプラス1号輸液	扶桑	200,500,1000			90.8			70.8		4.5-5.5	1.0-1.2	
デノサリン1輸液	テルモ	200,500	Glu	2.5	77	－	－	77	－	3.5-6.0	1	100
KN1号輸液	大塚工場	200,500								4.0-7.5		

脱水補給液（2号液）

製品名	会社名	容量 (mL)	糖 糖質	糖 w/v%	電解質 (mEq/L) Na^+	K^+	Mg^{2+}	Cl^-	Lac^-	P (mmol/L)	pH	浸透圧比 (約)	熱量 kcal/L
ソルデム2輸液	テルモ	200,500	Glu	1.45	77.5	30	－	59	48.5	－	4.5-7.0	1	58
KN2号輸液	大塚工場	500	Glu	2.35	60	25	2	49	25	6.5	4.5-7.0	1	94
ソリタ-T2号輸液	味の素製薬	200,500	Glu	3.2	84	20	－	66	28	10	3.5-6.5	1	128

維持液（3号液）

製品名	会社名	容量 (mL)	糖 糖質	糖 w/v%	電解質 (mEq/L) Na^+	K^+	Mg^{2+}	Cl^-	Lac^-	$H_2PO_4^-$	pH	浸透圧比 (約)	熱量 kcal/L
ソルデム3輸液	テルモ	200,500	Glu	2.7	50	20	－	50	20	－	4.5-7.0	0.9	108
KN3号輸液	大塚工場	200,500									4.0-7.5	1	
フルクトラクト注	大塚工場	200,500	Fru								4.0-7.5	1	
ソルデム3A輸液	テルモ	200,500,1000	Glu	4.3	35	20	－	35	20	－	5.0-6.5	1	172
ソリタ-T3号輸液	味の素製薬	200,500									3.5-6.5	1	
ハルトマン-G3号輸液	アイロム	200,500									4.0-6.0	1.0-1.6	
ユエキンキープ輸液	光	200,500									5.0-7.0	1	
ヒシナルク3号輸液	ニプロＰ	200,500									3.5-6.5	1	
ソルデム3AG輸液	テルモ	200,500	Glu	7.5	35	20	－	35	20	－	5.0-6.5	2	300
ソリタ-T3号G輸液	味の素製薬	200,500									3.5-6.5		
ソルデム3PG輸液	テルモ	200,500	Glu	10	40	35	－	40	20	P[illegible]mmol	4.0-6.0	3	400
10%EL-3号輸液	味の素製薬	500											
EL-3号輸液	味の素製薬	500	Glu	5								2	200
フィジオ35輸液＊	大塚工場	250,500	Glu	10	35	20	3	28	Ace^-20	P10mmol	4.7-5.3	2-3	400
グルアセト35注＊	アイロム	250,500						28	Ace^-20	P10mmol	4.7-5.3	2.4-2.8	
フィジオゾール3号輸液	大塚工場	500						38	20	－	4.0-5.2	2-3	
アステマリン3号MG輸液	マイラン	500						38	20	－	4.0-5.2	2.0-2.9	
KNMG3号輸液	大塚工場	200,500	Glu	10	50	20	－	50	20	－	3.5-7.0	3	400
リプラス3号輸液	扶桑	200,500	Glu	5	40	20	－	40	20	－	4.5-5.5	1.4-1.5	200
ソルマルト輸液	テルモ	200,500	Mal	5	45	17	5	37	Ace^-20	10	4.3-6.3	1	200
アクチット注	興和	200,500									4.3-6.3	1	
エスロンB注	アイロム	200,500									4.3-6.3	0.9-1.0	
ペンライブ注	マイラン	200,300,500									4.3-6.3	0.9-1.0	
アクマルト輸液	光	200,500									4.0-6.0	1	
アルトフェッド注射液	扶桑	200,500									4.5-6.0	0.9-1.0	
ヴィーン3G注	興和	200,500	Glu								4.3-6.3	1.5	
アセトキープ3G注	アイロム	200,500									4.3-6.3	1.3-1.7	
アセテート維持液3G「HK」	光	200,500									4.3-6.3	1.4-1.6	
クリニザルツ輸液	アイロム	200,500	Xyl	5	45	25	5	45	Ace^-20	10	5.0-6.5	1.5-1.8	200

＊フィジオ35輸液，グルアセト35注はその他に Ca^{2+} 5mEq/L，$Gluco^-$ 5mEq/L を含む

術後回復液（4号液）

製品名	会社名	容量 (mL)	糖 糖質	糖 w/v%	電解質 (mEq/L) Na^+	K^+	Mg^{2+}	Cl^-	Lac^-	pH	浸透圧比 (約)	熱量 kcal/L
ソルデム6輸液	テルモ	200,500	Glu	4	30	－	－	20	10	4.5-7.0	0.9	160
KN4号輸液	大塚工場	500								4.5-7.5	1	
ソリタ-T4号輸液	味の素製薬	200,500	Glu	4.3						3.5-6.5	1	172

（テルモ社の資料より引用）

輸液製剤の分類と主な輸液製剤

輸液の種類を大きく分けると，例えば電解質が入っている**電解質輸液製剤**．それと，脂肪が入っている**脂肪製剤**．**アミノ酸製剤**，**高カロリー輸液の製剤**．それと実際には輸液と違いますけれども，**輸血**．いわゆる血管の中に入れるということ．こういった種類をおおよそ５つに分けて考えて良いのではないかと思います．

輸液の種類

- 電解質輸液製剤
  - 開始液（1 号液），脱水補給液（2 号），維持液（3 号），術後回復液（4 号）
  - 細胞外液補充液（生食，リンゲル液，乳酸加リンゲル液）
  - 膠質液（デキストラン，HES, アルブミン など）
- 脂肪製剤
- アミノ酸製剤
- 高カロリー輸液製剤
- 輸血

電解質輸液製剤の種類と特徴

電解質輸液製剤というのが一番広く使われているものですが，その中身は区別があります．主に出てくるのは，“開始液（1 号）” と “維持液（3 号）” です．

開始液（1 号）

開始液というのは，昔は，1 号輸液と言われていました．

脱水補給液（2 号）

2 号液というのは，最近はあまり使いませんが，「ソリタ 2 号」を見てみると，かっこして（脱水補給液）と書いてあります．

前章で脱水の話をさんざんしたのに，“脱水補給” って一体何だろう？ってことになります．

維持液（3 号）

3 号液は “維持液”．KN3 号，KN3 号というのは，3 号と書いてありますから，維持液です．

術後回復液（4 号）

4 号液は “術後回復液”．また余計わからなくなりました．

術中に大量に電解質を投与するので，術後に投与をひかえたい時

KN®って？

K：カリウム．
N：ナトリウム．
因みに，KNMG®は，much glucose（ブドウ糖含量多い）の意味．

術後回復液って？

術後回復液っていうのは，術後しか使ってはいけないということではありません．

に使用する，電解質濃度低めの輸液を「術後回復液」と呼びます．

細胞外液補充液

投与の指示で“細胞外液 500 mL”ということがあります．

この“細胞外液補充液”に一番多いのが，生理食塩液や，リンゲル液，乳酸加リンゲル液（ハルトマン液）です．こういったものが細胞外液の補充液の中に含まれます．

ラクテックというのは，“細胞外液補充液”の１つの商品名です．

膠質液

実際には電解質は入ってないのですが，浸透圧のところで解説した，膠質液であるデキストランと HES（ヘス），ヒドロキシエチルデンプンが HES です．

あるいは，アルブミンです．アルブミンは，もちろんどちらかというと血液から作っているので，輸血に近いのかもしれません．アルブミンも膠質液と言われ，コロイドが含まれています，浸透圧を維持するものです．

３号＋高カロリー輸液製剤

フィジオゾールというのは，分類でいくと，どちらかというと高カロリー輸液製剤でもいいでしょう．電解質の成分は３号液ですが，この３号液では，ブドウ糖が 10％濃度に増えています．ですから，高カロリー輸液に近くなってきます．

もう１つ，ポタコール R，これちょっと特殊な製剤なんです．ポタコールというのは，糖が入っていますが，ブドウ糖ではありません．

いろいろな種類の輸液の製剤がありますが，どれかに分類されます．あるいは，２つの性質をもっています．

普通の電解質液に**“もうちょっとカロリーを増やして”**，場合によっては**“少し栄養も与えよう”**というときに使用されることがあります．

デキストランって？

デキストランは膠質液です．例えば，脳梗塞の患者さんが入院したときに，血液の粘稠度を下げるためにデキストラン液を投与したりすることがあると思いますが，デキストランは 40 や，70 と書いてあります．あれは中に入っている分子量によります．

HES とデキストラン

デキストランは多糖類．HES はデンプン．どちらも炭水化物です．デキストランは尿細管上皮細胞に蓄積して尿細管障害を，HES は尿が粘稠になって尿細管を閉いで尿細管障害を起こすといわれています．

ポタコール R って？

例えば糖尿病患者さんにブドウ糖を投与すると一発で血糖値が上がります．よって，見た目の血糖値を上げないためにブドウ糖ではない二糖類，マルトース（麦芽糖）が 5％入っています．

カロリーとしては投与できるけど，見た目の血糖がすぐには上がらないというので，ポタコール R が使用されることがあります．

血漿浸透圧と等張な輸液

- 0.9%食塩液（生理食塩液）
- 5%ブドウ糖液

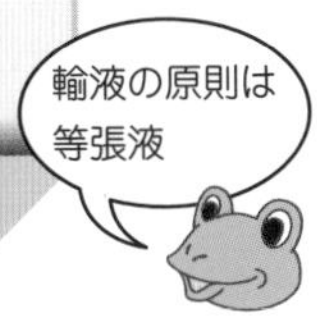

こういった**輸液の原則は，血液の血漿中と浸透圧が等しい**，いわゆる**等張液**であるということです．

等張液でないとどうなるかというと，溶血したりします．組織が傷んだりするわけです．原則として，わたしたちの血漿の中の浸透圧と等張な輸液にはどのようなものがあるかというと，代表的なものは，0.9%の食塩液，これを生理食塩液といいます．それと，5%のブドウ糖液，これも等張です．浸透圧としては，両方とも 285 $mOsm/kgH_2O$ ぐらいです．わたしたちの血液の中と一緒です．ちなみに，ヒトは0.9%が等張ですが，カエルなんかの場合ですと，0.6%です．ヒトより濃度が低いです．等張液で，ナトリウムが入っている食塩液と，糖が入っているブドウ糖液．今現在ある輸液製剤の多くは，配合のバランスを変えることによって作られています．

コラム

アミノレバン

アミノレバン．これはアミノ酸製剤なんです．アミノ酸の中でも，特に分枝鎖アミノ酸という物が入っています．

実は，肝不全のときに，分枝鎖アミノ酸というのは，体の中で減ってきます．そのときに「分枝鎖アミノ酸を外から補充したら肝機能がよくなるんじゃないか？」ということで作られたのが，このアミノレバンなのです．

基本的にアミノレバンというのはアミノ酸だけなので，カロリーは入ってません．ですから，肝不全の患者さんにアミノ酸だけを投与しても，アミノ酸が直接利用されて栄養にはなりにくく，バランスをよく保ち，足らない部分を補うだけです．

それで，50%ブドウ糖液を入れると吸収が良い．吸収が良いというのは，アミノレバンが血管の中に入って吸収されるわけではなく，ブドウ糖がカロリーになるのです．

コラム

コーヒーにブドウ糖？

5%ブドウ糖液って，よく使いますね．5%ブドウ糖液とか，ツッカーとか，昔の先生はドイツ語で言ったりするかもしれません(ツッカリとか言ったりします)．けれども，ツッカーってブドウ糖液っていうのは，間違いです．もともとブドウ糖液はドイツ語でトラウベンツッカーといって，ツッカーがブドウ糖という意味じゃないです．正しくは，トラウベンツッカーです．

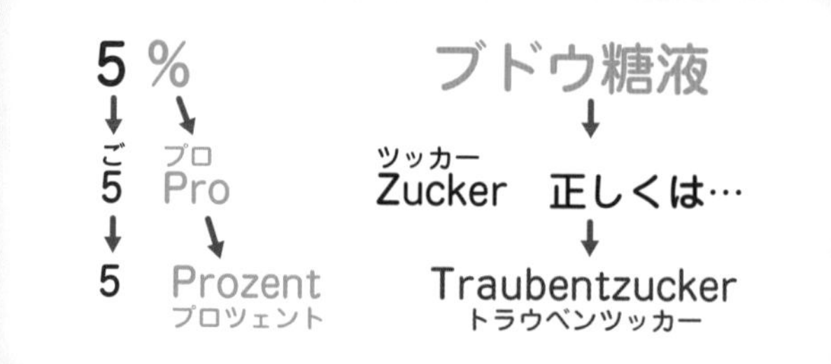

ところで5%ブドウ糖液の甘さってどうなんでしょう．こんな話して怒られると思いますけれども，ナースステーションで休憩していてコーヒーを入れたけど，砂糖がない．「ちょっと薬品庫にあるブドウ糖液持ってきてよ」って，それで“コーヒーに入れたら甘くなるから”っていう問題です．5%ブドウ糖液ってどのくらいかの甘さで，カロリーはどのくらいだと思われますか？

比較すると，普通のコーラ（最近は，ダイエットコークとか，ゼロとかありますけど，普通のコーラの場合です)，それから普通のスプライト，それとコーヒーに小さな角砂糖 1 個入れる．この中で，5%のブドウ糖液のカロリーって，一体どれくらいでしょうか？

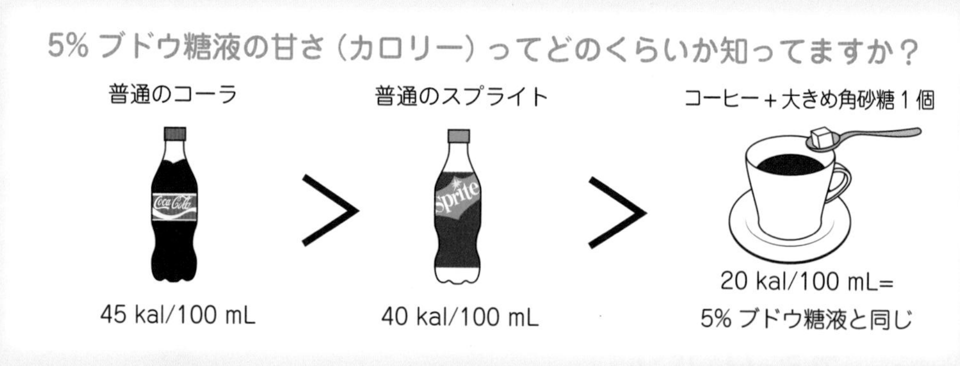
5% ブドウ糖液の甘さ（カロリー）ってどのくらいか知ってますか？
普通のコーラ
普通のスプライト
コーヒー＋大きめ角砂糖 1 個
45 kal/100 mL
40 kal/100 mL
20 kal/100 mL=
5% ブドウ糖液と同じ

まずコーラ．普通のコーラっていうのは，100 mL で 45 kcal なんです．結構カロリーあります．例えばコーラの普通の大きな缶って，500 mL ぐらい入ってる．ペットボトルの大きなもの 1 本分（500 mL）だけで 200 kcal ぐらい超えるんです．

じゃあ，スプライトはどうか．これあまりみなさんご存知ないと思いますけど，実は普通のコーラより普通のスプライトのほうが，カロリーはかなり低いのです．だから飲むんだったらスプライトというわけじゃないんですけど．

じゃあ，コーヒーはどうか？って．コーヒーに大きな角砂糖 1 個入れたぐらいが，だいたい 100m L で 20 kcal．実はこの 20 kcal っていうのが，5%ブドウ糖液と同じカロリーなのです．ですから，5%ブドウ糖液っていうのは，コーラよりも甘くない，スプライトよりも甘くないっていうことです（知っていただく必要はないんですけど)．ですから，コーヒーの砂糖が切れて 5%ブドウ糖液を入れてもそんなに甘くはなりませんということです．

2 電解質輸液の基本

POINT

- 電解質輸液製剤の基本は，生理食塩液（0.9%）と5%ブドウ糖で，どちらも等張液．
- カリウムが高いかどうかわからない患者さんには，カリウムの入っていない開始液（1号液）が使用されることがある．
- 電解質のバランスを保つためには，維持液（3号液）．
- 膠質液は，浸透圧が高く，血漿量を増加させる働きがあり，また，抗凝固作用がある．

電解質輸液製剤について知ろう！

電解質輸液製剤

- 開始液（1号），脱水補給液（2号），維持液（3号），術後回復液（4号）
- 細胞外液補充液（生理食塩液，リンゲル液，乳酸加リンゲル液）
- 膠質液（デキストラン，HES, アルブミン など）

等張液の“5%ブドウ糖液”と“生理食塩液”を配合の割合を変えていろいろな輸液製剤ができています．

いわゆるN.S.とは，生理食塩液の略で，ノーマルセーライン(normal saline: NS)．それと5% Gluと書いてあるのは，5%ブドウ糖液です．

電解質輸液組成の基本は，生理食塩液 N.S.（0.9%）と5%ブドウ糖液

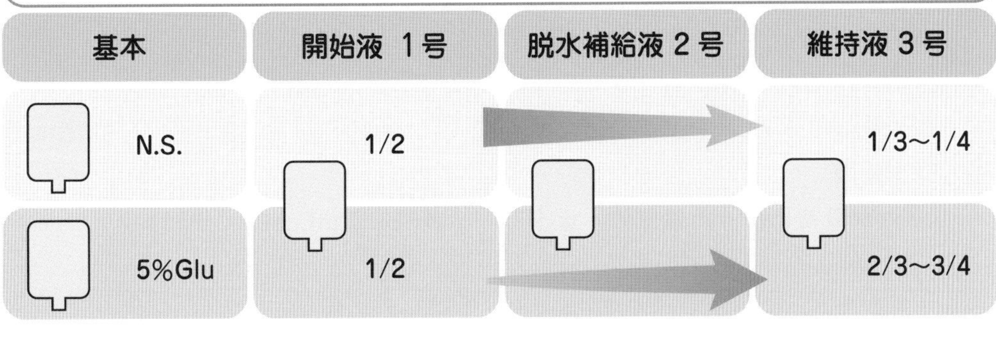

これを何対何で混ぜたのか？　両方とも等張ですから，何対何で混ぜても等張液に変わりありません．浸透圧は変わらないのです．

これをそれぞれの半々（1/2 ずつ）で混ぜたものというのは，一般に言われる**開始液**．**1 号液**と言われるものです．

さらに生理食塩液の割合を減らし，5%ブドウ糖液の割合を増やして，最終的に生理食塩液が 1/3～1/4，残りの 2/3～3/4 が 5%ブドウ糖液になったものが**維持液**と言われるものです．その維持液に行く途中にこの**脱水補給液**という名前がついていて，実際には **2 号液**と言われるものです．

ですから 1 号液や 2 号液，3 号液というのは，原則は生理食塩液と 5%ブドウ糖液の配合を変えたものです．実際の電解質組成を見ていただいたらわかると思います．

血清の基準値
- ナトリウム 142 mEq/L
- カリウム 4 mEq/L
- カルシウム 5 mEq/L
- クロール 103 mEq/L
- 重炭酸 27 mEq/L

細胞外液補充液の電解質

細胞外液補充液と言われるものの，電解質はどのようになっているかと言うと….

単位 mEq/L	Na	K	Ca	Cl	その他	長所	短所
血清	142	4	5	103	HCO_3^- 27		
生食	154			154		簡単	Na,Cl 高い 希釈性アシドーシス
リンゲル液	147	4	5	156		血清に近い	Cl 高い 希釈性アシドーシス
乳酸加リンゲル液	130	4	3	109	乳酸 28	アルカリ化能あり	Na やや低い

生理食塩液

0.9%の食塩しか入っていません．ナトリウム濃度が 154 mEq/L で，血清より高いです．クロールが同じく 154 mEq/L です．NaCl ですから，Na と同じだけのクロールが入っています．血清のクロールよりはだいぶ高いということです．

リンゲル液

リンガーが最初に作った輸液は，ナトリウムが 147 mEq/L，カリウム 4 mEq/L が入っています．これ「序章」で，たまたまって言いましたけれども，イギリスの硬水を使って作ったので，カリウムとカルシウムが入ってしまったのです．この両方のプラスのイオンが入ったので，ナトリウムの濃度が下がって 147 mEq/L になりました．一方でクロールの濃度が高いです．156 mEq/L あります．カリウムもカルシウムも入っていますから，少なくとも生理食塩液よりは血清に近い組成です．

乳酸加リンゲル液

ハルトマンが作った，乳酸を加えた乳酸加リンゲル液は，ナトリウムは 130 mEq/L です．カリウムが 4 mEq/L，カルシウムが 3 mEq/L で，クロールは 109 mEq/L までちょっと下がりました．

これに乳酸加ですので，乳酸が 28 mEq/L 入っています．

その他アルカリ化能などは，後述します．

電解質輸液製剤の組成と代謝

重炭酸イオンの重要性と希釈性アシドーシスについて

乳酸が入っていると，乳酸は体の中で代謝されて，重炭酸イオンになります．このアルカリ化能が無いとどうなるでしょうか？　例えばアルカリ化能のない生理食塩液とか，普通のリンゲル液というものを血液の中に大量に投与していくと…．

電解質輸液製剤
- 開始液（1号）
  脱水補給液（2号）
  維持液（3号）
  術後回復液（4号）
- 細胞外液補充液（生食，リンゲル液，乳酸加リンゲル液）
- 膠質液（デキストラン，HES，アルブミンなど）

例えば，生理食塩液をわたしたちの体に何リットルでも投与していくと，ナトリウム濃度がだんだん上がってきます．クロール濃度はもっと上がってきます．どんどん上がってくる一方で，体の中に入っているアルカリの成分である重炭酸イオンが薄められます．

血液の中では 1 L あたり 27 mEq/L ある重炭酸イオンが，生理食塩液がどんどん入ってくると薄まってきます．

そして 20，19，18 mEq/L と下がってくると，体の中のアルカリの成分が減ってきます．そうすると体の中は酸性に傾いていきます．これが，「希釈性アシドーシス」です．

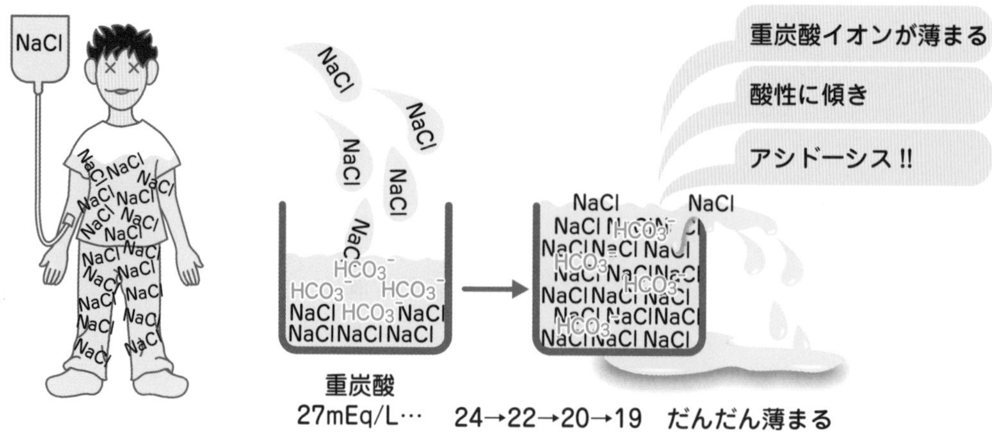

希釈性アシドーシス

このように血液の中の重炭酸イオンが薄められることによって，アシドーシスになることを，希釈性アシドーシスと言います．あまり経験することは少ないと思いますが，何も考えずに体の中に生理食塩液だけを大量に投与していると，pH が 7.4 だったものが，7.2 とか 7.1 に下がってきます．

また，リンゲル液も同様です．リンゲル液だけを，（カリウムとカルシウムが入っているからということで）大量に投与していくとやはり同じように重炭酸イオンが入ってないため，重炭酸イオンが薄まって，体の中の pH が下がってきます．これも希釈性アシドーシスです．

乳酸加リンゲル液の役割と問題って？

大量に補液をしていると（生理食塩液やリンゲル液を大量に補給していると），アシドーシスが進んで，体の中の酵素の働きが悪くなったり，あるいは腎機能が悪くなってきます．

血圧が低下したり，命を落とすこともあります．そういったことを補正するためにできたのが，**乳酸加リンゲル液（ハルトマン液）**です．

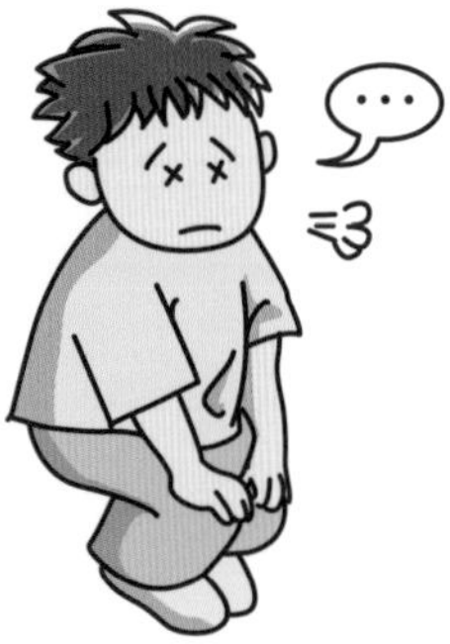

ハルトマンは，生理食塩液やリンゲル液を大量に輸液して患者さんが亡くなるということで，乳酸を加え，乳酸加リンゲル液を作りました．すると，これを大量に投与しても，アシドーシスが進みません．それはこの乳酸でもって，**重炭酸イオンを補充**しているからです．

ですから，**希釈性アシドーシスが起こりません**．今，一般的に使用されている細胞外液のほとんどです．ラクテックも乳酸加リンゲル液です．

しかしこれを大量に投与していると，アシドーシスは進まないのですが，乳酸加リンゲル液中のナトリウム濃度が血清より少し低いため，１日に何リットルも投与していると，体の中のナトリウム濃度が下がってくる可能性があります．

開始液

先程の５％のブドウ糖液と生理食塩液の混合の割合を変えていますってお話ですが，生理食塩液の組成は，ナトリウムが 154 mEq/L で，クロールが 154 mEq/L です．

主な輸液製剤の組成

	ブドウ糖 (g/L)	Na (mEq/L)	K (mEq/L)	Ca (mEq/L)	Cl (mEq/L)	乳酸 (mEq/L)
生食	―	154	―	―	154	―
5%Glu.	50	―	―	―	―	―
開始液	25	77	―	―	77	―
維持液	27〜43	35〜60	10〜20	―	30〜50	20
乳酸加リンゲル液	―	130	4	3	109	28

●開始液の組成

５％ブドウ糖液１Ｌの中にはブドウ糖は何 g あるかというと，50g です（1,000 g の中の 50 g だから５％）．これを生理食塩液と半々（1/2 ずつ）に混ぜたものが開始液です．

当然，半分に混ぜたのでブドウ糖は 2.5％，１Ｌ当たり 25g に減ります．生理食塩液のナトリウムが薄まって半分の 77 mEq/L になります．ですから，開始液と言われるものには，ナトリウムが 77 mEq/L，クロールが 77，ブドウ糖が 2.5％，（5％の半分になっています）．

電解質輸液製剤
- ●開始液（1 号液）
  脱水補給液（2 号）
  維持液（3 号）
  術後回復液（4 号）
- ●細胞外液補充液（生食，リンゲル液，乳酸加リンゲル液）
- ●膠質液（デキストラン，HES，アルブミンなど）

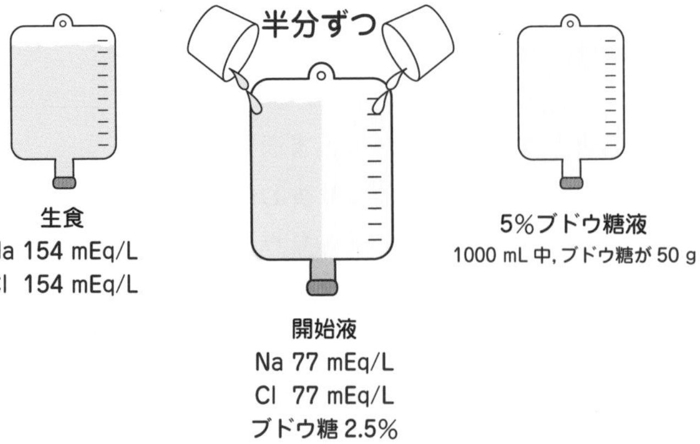

開始液
小児科などでは，脱水のときには，どうしても安全を重視して開始液で始めるという施設もあるようです．ナトリウムが入って，カリウムが入ってなくて，クロールが入っている．糖分も少しある．これが半々に混ぜてあります．

なぜ開始液？

例えば患者さんの病状がわからない，まず自尿があるのか，腎不全があるのか，電解質がどうなっているのかわからないときで，“ただ少なくとも水分が足らなそうだ”“脱水になってそうだ”というときに，“最初”に使っても安全だということで，“開始液”と言われたりしました．

“もしかしたら脱水になっていて，ものすごい高カリウムになっているかもしれない”患者さんに，いきなりカリウムの入っている輸液（乳酸加リンゲル液）を投与すると危ないのではないか？　という考えがあります．それで**カリウムが入っていない開始液**が使用されているのです．

維持液

開始液よりは，もう少し，今度は生理食塩液の割合が減って，ブドウ糖の濃度が上がってくると維持液，つまり3号液と言われるものになります．維持液の中のナトリウムの濃度は幅があって，35～60 mEq/L あり（製剤によって混ぜる割合が違います），これは開始液より少ないです．

	ブドウ糖 (mEq/L)	Na (mEq/L)	K (mEq/L)	Ca (mEq/L)	Cl (mEq/L)	乳酸 (mEq/L)
開始液	25	77	ー	ー	77	ー
維持液	27～43	35～60	10～20	ー	30～50	20

維持液には，今度は5%ブドウ糖と生理食塩液以外に，カリウムなどが加えられています．糖とカリウム．これは，恒常性を維持するためです．

わたしたちの体は水分を，普通だったら，口から接取することができます．ですが，そのようなことができない人に，電解質の出入りのバランスを保つためにこの維持液を投与しておくと，水分のバランスがとれて，患者さんは，体の中の恒常性が生きてくるので，“維持液”と呼ばれています．

ちなみに，この維持液，いわゆる3号液というのを投与するときの時間は，40～60 mLで1日量が約2,000 mLくらいを目標に入れます．そうすると，尿量も1日約1,000 mLくらい出ます．

ですから脱水がある患者さんは，まずは開始液を補充し，あるいはだいぶ落ち着いてきたら，乳酸加リンゲル液，いわゆる細胞外液を補充をする．そして尿量がある程度出始めたら，維持液にシフトする．これを投与していくと，低カリウムや，高ナトリウムになることもないということで維持液と言われています．

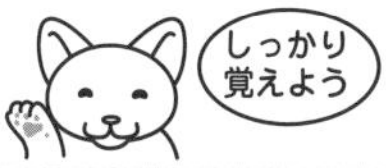

電解質輸液製剤

- 開始液（1号液）
  脱水補給液（2号）
  維持液（3号）
  術後回復液（4号）
- 細胞外液補充液（生食，リンゲル液，乳酸加リンゲル液）
- 膠質液（デキストラン，HES，アルブミンなど）

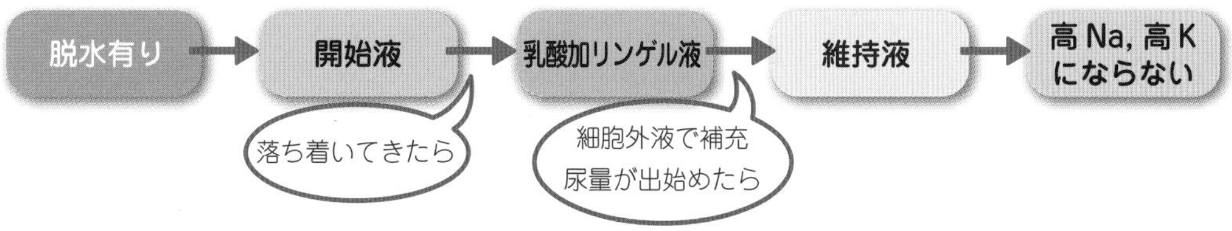

乳酸加リンゲル液

輸液によって電解質の組成というのは変わってくるのがおわかりいただけると思います．

全部このバランスなのです．基本は，ブドウ糖液と生理食塩液をどのぐらいで混ぜるかです．それに微量な電解質である例えばカリウムを入れるのか，カルシウムを入れるのか，あるいは乳酸を入れるのか，というようにいわゆる添加剤としてそういったものを入れるのかどうかという違いだけです．

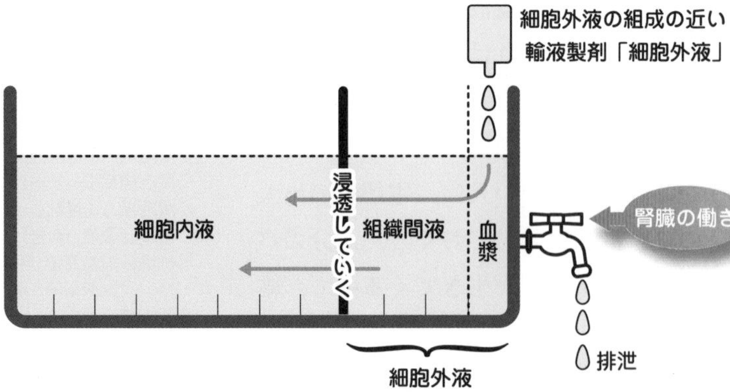

電解質輸液製剤
- ●開始液（1号液）
  脱水補給液（2号）
  維持液（3号）
  術後回復液（4号）
- ●細胞外液補充液（生食，リンゲル液，乳酸加リンゲル液）
- ●膠質液（デキストラン，HES，アルブミンなど）

ここで体液の区分の図です．また出てきました！

先程，解説しました細胞外液があります．この細胞外液の組成に近いのが，輸液の製剤の“細胞外液”です．点滴というのは，本当だったら直接組織の内側や組織の間に入れたいのですが，補水として口から飲むか，点滴で静脈の中に入れることしかできないので，血漿の中しか入ってこないのです．本当は組織間や細胞内に直接入れたくても入れることはできないので，まずは血漿中に入れて補います．それと図のコック，蛇口が腎臓の働きです．腎臓の働きが良いと入れたものが自然に出て行きますし，腎臓の働きが悪ければ，全部で水位があがる，つまり溜まってくるわけです．溢水になってくるのです．

膠質液

膠質液，またはコロイド液と言われるものがあります．このコロイドを投与する理由は何でしょう…？

原則的に膠質液には，電解質はほとんど含まれていません．デキストランや糖分です．いわゆる糊です．

こうしたものや，あるいはHES（ヒドロキシエチルデンプン），デンプンが含まれます．いわゆる浸透圧が高いものです．そのため膠質の浸透圧が高いのです．

電解質輸液製剤
- ●開始液（1号液）
  脱水補給液（2号）
  維持液（3号）
  術後回復液（4号）
- ●細胞外液補充液（生食，リンゲル液，乳酸加リンゲル液）
- ●膠質液（デキストラン，HES，アルブミンなど）

膠質液の分類と特徴

分類	商品名	特徴
アルブミン	PPF®	献血由来のアルブミンで高価. 単なるアルブミン補給目的では使わない.
	ブミネート®	
デキストラン	サヴィオゾール®	血漿量増量，維持効果大. 副作用：大量で出血傾向 アレルギー反応
	低分子デキストラン	
HES	サリンヘス®	
	ヘスパンダー®	

膠質液の抗凝固作用①

膠質の浸透圧が高いと，血液の中の血漿量を増量させる働きがあります．ということで，循環血液の血漿量を増加させます．もう1つはこういった糊やデンプンが入ってますので，血小板の周りをコーティングしてしまい，抗凝固作用が出ます．

例えば脳梗塞を起こして，次から次に血栓ができそうな患者さんにこの膠質液を投与すると，血栓ができにくくなるのです．

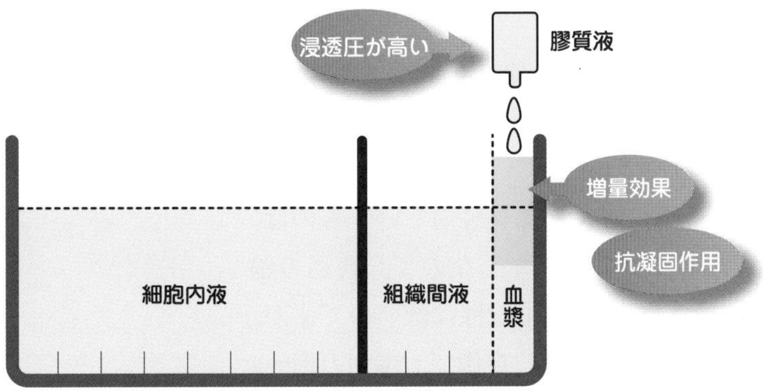

膠質液の抗凝固作用②

ところで問題は，このような抗凝固作用が，あるときに“作用”してしまうことにあります．

例えば手術後の患者さんで，術中に出血をしたとします．でも年齢が若いから輸血をしたくないというときに，血漿の増量作用がありますから，輸血の代わりにこの膠質液を入れるのは正しいのでしょうか…？

膠質液の抗凝固作用

抗凝固作用というのは，血小板の周りの糊みたいなものが，高分子で，血小板と血小板が固まりにくくなる作用のことです．

脳梗塞に膠質液

脳梗塞の患者さんで，脳梗塞を起こした直後で決して“体の中の循環血液量が足らないわけではない”のですが，デキストランやHESのような膠質液を投与することがときどきあります．

投与することにより，血中の凝固能が下がり，新しく血栓ができるのを抑制するので，抗凝固作用を期待して投与します．

脳梗塞の患者さんになんでデキストラン入れるんだろう？って不思議に思われる方いらっしゃったら，そういった理由なのです．

●例えば手術中に１Ｌ出血して，血圧が普段120 mmHgの患者さんが今80 mmHgしかないとき，脈も頻脈になっている．本当だったら輸血をしたいのだけど，年齢が若く，感染も気になるので，輸血はしたくない．血漿の増量作用があるから，とりあえず循環血液量だけ増えれば，バイタルは維持されると…．膠質液のデキストランやHESなどを入れる．

手術室で勤務の方はときどき大量の出血したときにこれを使うことがあると思います．そうすると血圧が上がって，脈拍も落ち着いて，いわゆる循環血液量も不足がなくなります．

ところが，術中，術後の患者さんにこれを大量に使うと，逆に手術創の出血が止まらなくなったりすることがあります．ですから，術中・術後の患者さんにこういった膠質液を使うときは，“要注意”です．出血傾向に要注意．術創からまた血がにじみ，じわじわっと染みて出るような可能性があります．これが膠質液の抗凝固作用です．

●膠質液の種類

膠質液の中には，デキストランとHESの他に，アルブミンもあります．

アルブミン

例えば，PPFとか，ブミネート，アルブミン製剤というものは，輸血です．献血からもらったアルブミンです．なので，普通の輸血に比べると感染症（HIVなど）を起こす可能性は低いのですが，人からもらった血液製剤なので，値段が非常に高価（1本何万円～）です．

例えば出血をして循環血液量が足らない場合，**単に循環血液を補うために，アルブミン製剤を基本的には使いません．これは保険適用外です**．いわゆる出血性ショックにアルブミンは適用外ですので，アルブミンを投与することはあまりしません．

ただ，アルブミンは，膠質液ですから，浸透圧を維持します．ですから，**肺水腫など，血漿の膠質浸透圧低下によって起こされる浮腫性病変が，他の方法では治療できないときのみ適用**になります．

ブミネート
ブミネートはアルブミンの濃度によっていろいろあります．5%の濃度のアルブミンが入っているものや，もう少し濃い25%などがあります例えば全身の浮腫がひどくて，ナトリウムを維持しても，低アルブミン血症があって，浮腫が解消しない場合があります．それが皮膚の浮腫だけであったら，まだ我慢できますが，ひどくなると肺にも水が貯まって肺水腫という状態になるのです．

“肺水腫の状態で，人工呼吸器を使っても肺胞の浮腫が軽減しない”というときに，アルブミンを投与して血清のアルブミンの値を維持することにより，肺水腫が軽減できることがあります．そういったときだけが本来の適用になるんです．

デキストラン

施設によっては，デキストランやHESというのは，しょっちゅう使われていることでしょう．

このデキストランは分子量によって分類されています．分子量の小さいものは低分子デキストランという製品なのです．分子量によっては，デキストラン40というものや，デキストラン70というのがあります．これは，デキストランは体の中で分解されて尿から排泄されますから，こういったデキストランを使うと，腎臓の機能が悪くなることがあります．

サヴィオゾールというのを耳にしたことあると思いますが，サヴィオゾールというのは，このデキストランです（サヴィオゾールはデキストランに電解質が多少加わっています）．これには，血漿を増量させる働きがあります．輸血もしたくない，アルブミンは必要ないというときや，“循環血液量が出血で減ってしまった”というときに，こういったデキストランやHESを使います．

HES

HESと言われるデンプンは，ヒドロキシエチルデンプン（hydroxyethyl starch）の略で，分子量は7万です．サリンヘスやヘスパンダーとか聞いたことがあると思いますが，これがいわゆる**デンプンが入っている膠質液**です．**血漿増量剤**です．

デキストランもHESも，原料は炭水化物（デンプン）で高分子の粒子が入っていて浸透圧を保ちます．**禁忌**としては両者とも**「うっ血性心不全」**の患者で，血漿量がさらに増加して症状を悪化させます．

副作用には**アレルギー**や**腎機能障害**がありますが，両者を使い分ける厳密な規準はありません．

膠質液（デキストラン，HES）の特徴

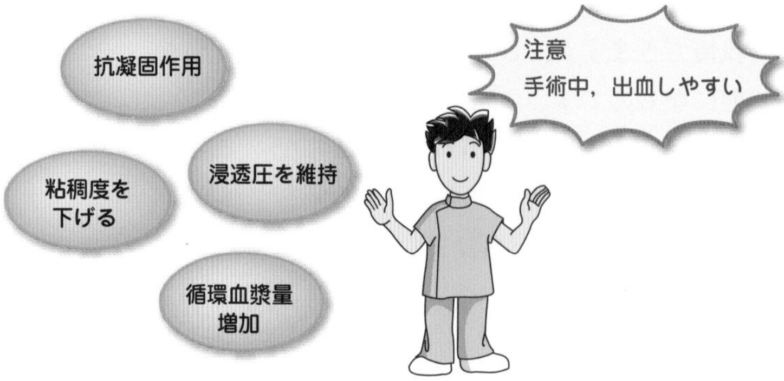
抗凝固作用
浸透圧を維持
粘稠度を下げる
循環血漿量増加
注意
手術中，出血しやすい

3 輸液の添加剤

POINT

- 添加剤の種類には，乳酸，酢酸，重炭酸がある．
- 乳酸は，主に肝臓で代謝され，重炭酸イオンを生じ，希釈性アシドーシスになりにくい．
- 酢酸は，全身で代謝され，希釈性アシドーシスを防ぐ．
- 重炭酸は，筋肉や肝臓での代謝の影響を受けない．

添加剤の種類

ハルトマンがリンゲル液に乳酸を加えて，希釈性アシドーシスが起こらなくなったことは，56 頁で解説しました．

大量のリンゲル液を投与すると，重炭酸イオンが薄まって希釈性アシドーシスが起こるので，この輸液の中に陰イオン（いわゆる HCO_3^- イオン）を加えて緩衝剤を含ませてアシドーシスを起こさないようにしたものが，輸液の添加剤です．

添加剤とは？

大量のリンゲル液投与では希釈性アシドーシスが起こるので，輸液に陰イオンを加え，緩衝作用をもたせた．

- 乳酸加リンゲル液（ソリタ®，ラクテック®）
- 酢酸加リンゲル液（ヴィーンF®，ソリューゲン® など）
- 重炭酸加リンゲル液（ビカーボン®，ビカネイト®）

乳　酸

代表的なものが，ハルトマンの乳酸加リンゲル液．現在は乳酸加リンゲル液が汎用されています．数十年前までは乳酸加リンゲル液は 1 種類しかありませんでしたが，その後，乳酸以外のいろいろなものを加えています.

例えば，乳酸加リンゲル液において大事で，よく聞くのはソリタ，細胞外液です．それとラクテック．これも乳酸加リンゲル液です.

酢　酸

乳酸ではないものを加えたのが，酢酸加リンゲル液．結構，商品出回っているので，ヴィーンＦあるいはソリューゲンＦと書いてあるのを見たことがあると思います．これは酢酸加リンゲルです．酢酸が入っています.

重炭酸

それと，わりと最近市販されたもので，重炭酸そのものを加えたものがあります．実は重炭酸そのものを輸液に加えるのが，一番わかりやすいのです．重炭酸加リンゲル液で，ビカーボンやビカネイトです．ただし輸液中の重炭酸イオンの量を維持するため，クエン酸を加えたり，輸液のバッグを特殊なガス不透過性のフィルムで被う必要がありました.

生体中でどのように代謝されるのだろう？

乳酸加リンゲル液の代謝

最初に出てきたハルトマンが作った乳酸加リンゲル液. これには，“乳酸ナトリウム”という結晶が入っています.

乳酸加リンゲル液

- 乳酸ナトリウムは，体内（主に肝臓）で代謝され，重炭酸イオンを生じ，アシドーシスに有効.
- 最も頻用されている.
- ただし，乳酸代謝障害や低酸素など乳酸アシドーシスの状況では，アシドーシスを進行させる恐れあり.

乳酸の蓄積

わたしたちの筋肉が運動した後に出てくるのが乳酸です.

その乳酸が筋肉から離れていかなくて，いつまでも筋肉の局所の中にとどまっていると，筋肉痛やこむら返りを起こしたりします.

ですから，運動した後は，十分に整理運動をして，筋肉の中に残った乳酸を流血中に流しておく必要があるのです.

乳酸ナトリウムを輸液の中に混ぜ，体の中に投与されると，乳酸ナトリウムは主に肝臓で代謝されて, 重炭酸イオンを生じるのです. 重炭酸イオンはアルカリ性ですから，アシドーシスが起こらなくなります.

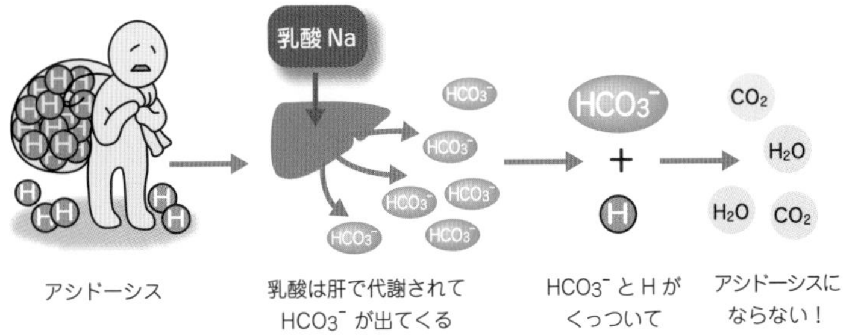

仮にアシドーシスを起こすと，水素イオンが出てきても緩衝されて，この水素イオンと重炭酸イオンがくっ付いて，水素イオンを水の分子に変えます．乳酸ナトリウムっていうのは，実は一番値段が安いんです．値段が安くて作りやすくて，最もよく使われています．信用されています．**過去数十年にわたって，細胞外液と呼ばれるものは，ほとんどがこの乳酸加リンゲル液です．**

ただ問題は，例えば先天性の乳酸の代謝異常の子どもがいたりします．これは，酵素の欠損によって，肝臓で乳酸を重炭酸イオンに代謝できません．となると，乳酸はそのまま体の中にあることになります．

乳酸アシドーシスって？

そういった特殊な乳酸代謝異常とか，乳酸が代謝できないような状況というのには，例えば低酸素状態があります．低酸素というと，“もう体の中に吸い込む酸素が少ない”のではなくて，局所の，例えば肝臓に行っている血液の中に十分な酸素がない状態です．そのような状態になると，乳酸アシドーシスというのが出てくる．乳酸そのものは酸性ですから，乳酸が溜まるとアシドーシスとなります．ですから，**乳酸加リンゲル液を投与しても，アシドーシスが進行するときには，乳酸の代謝に問題がある**ということなのです（このようなことはめったにありません）．

酢酸加リンゲル液の代謝

乳酸の代謝異常があると具合が悪いということで，乳酸以外のもので何とかアシドーシスを防げないかという目的で出てきたのが，**酢酸加リンゲル液**です．

酢酸加リンゲル液

- 乳酸ナトリウムと同様，体内で代謝され，重炭酸イオンを生じる.
- 酢酸は全身で代謝され，乳酸よりも処理の能力が大きい.
- 実際には，乳酸加リンゲル液と酢酸加リンゲル液は臨床上差は無い.

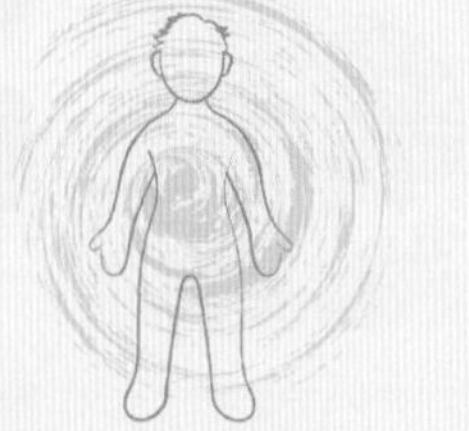

酢酸は全身で代謝される

この酢酸は乳酸ナトリウムと同様に，わたしたちのような正常な体の中では，乳酸ナトリウムと同様に体の中で代謝されます．そして同じように酢酸が代謝されると重炭酸イオン（HCO_3^- イオン）ができるのです.

乳酸と違うのは，酢酸は全身で代謝され，乳酸は肝臓で代謝されるところです．ですから，酢酸は全身，主には筋肉と内臓で代謝されるので，乳酸よりも処理能力が大きいのです.

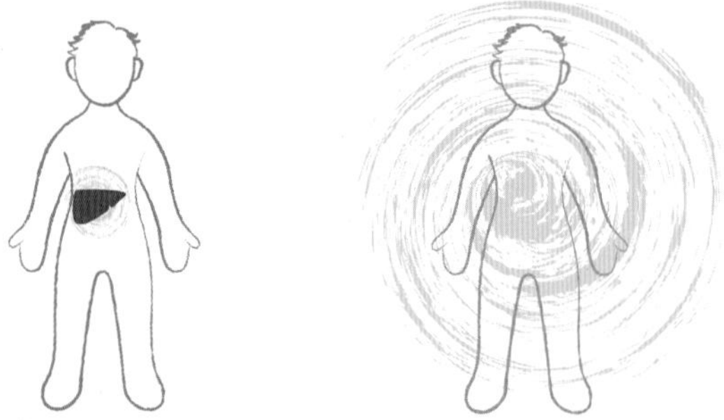

乳酸 Na → 肝臓で代謝　　酢酸 → 全身で代謝

処理能力が大きいというのは，つまり，**乳酸は肝臓だけで代謝**されますから，肝臓の働きがものすごく悪い人や，乳酸の先天的な代謝異常があったり，肝臓の組織の中の低酸素状態があったりすると，乳酸が代謝できなくなります．ところが**酢酸は，全身の筋肉で代謝**されますから，仮に肝臓の働きが悪くても，酢酸は代謝され重炭酸イオンを生じます.

酢酸によるアシドーシス

もちろん酢酸が代謝されないと，酢酸そのものは酸ですから，やはり，アシドーシスが進みます.

ただ，実際にはこの酢酸加リンゲル液が生み出されたときは，肝

リンゲルかラクテックか？

リンゲルを使うのか，ラクテックを使うのかあまり悩むことはありません.

だいたいみんな「どっちでもいいよ」っていうような言い方をしたりします.

実際に使っていて，例えばリンゲルのほうを使っていたら，アシドーシスは進まないとか，ラクテックを使っているとアシドーシスがどんどん進んだっていうことはあまり経験しません.

実際には乳酸加リンゲル液と酢酸加リンゲル液は，臨床上差はないと言われています.

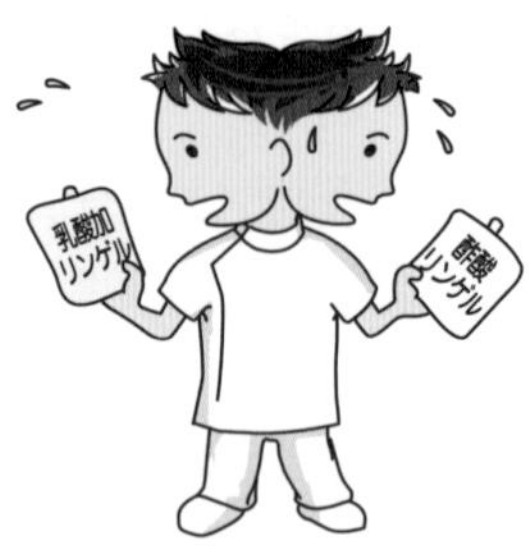

厳密に使い分けることはあまりありません

不全の患者さんに最適などと言われていたのですが，肝臓の働きが全く無くなった人には使うことはあまりありません．

ですから，実際に普通の患者さん（普通の環境にあって普通の状態で脱水があるかもという患者さん）に使うときに，乳酸加リンゲル液と酢酸加リンゲルを厳密に使い分けることは，あまりありません．

重炭酸加リンゲル液

そこで，最後に出てきたのが重炭酸加リンゲル液です．

商品名で言うと，重炭酸イオンのことを，バイカーボネートと言うのでそれをそのまま受けて，バイカーボン，ビカーボンです．

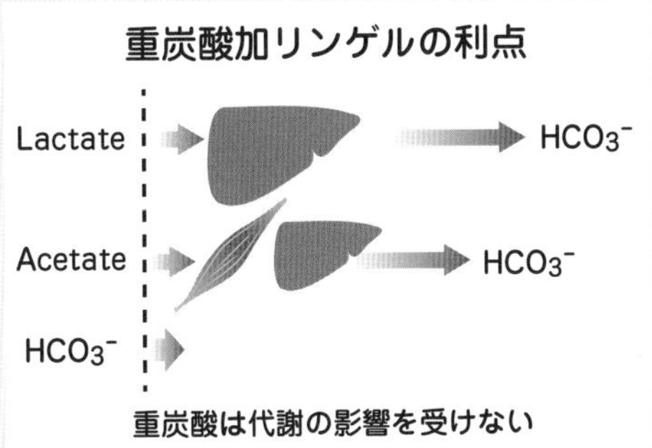

重炭酸加リンゲル液（ビカーボン）

- クエン酸含有
- 外装フィルム（ガス不透過性）が必要

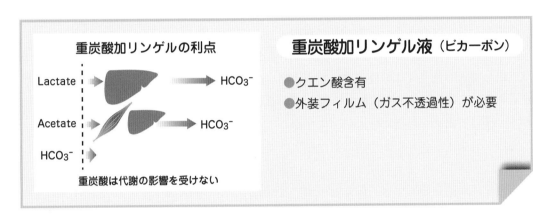

乳酸は肝臓で代謝されて重炭酸イオンに，酢酸は筋肉で代謝されて重炭酸イオンになります．ですから重炭酸イオンを最初から輸液に加えていると，それほど筋肉や肝臓の働きを気にすることも無く，必要な“重炭酸イオンそのもの”が入っているから，代謝の影響を受けないのです．それは，“肝臓の働きが悪くても，低酸素状態があっても，アシドーシスは進まない”ということなのです．

であれば，最初からこの重炭酸イオンが入ったものを製造できればベストなのですが，以前は技術的に困難でした．

不安定な重炭酸イオンとクエン酸

実は，重炭酸イオンというものは不安定です．

しかも輸液製剤なので，製品として置いておく必要があります．しかし，重炭酸イオンが保たれたままその製剤を作るというのは，すごく難しかったのです．

その後，重炭酸イオンを溶液にして品質を維持するという技術ができたので，やっとこの重炭酸イオンの入った製剤の“ビカーボン”が製品として市場に出ているわけなんです．

心肺停止時の輸液
AHA の ACLS のコースで心肺停止のときに使う輸液製剤は，この乳酸加リンゲル液なんです．

ただこの製品も，使われる方は気が付かれたと思いますけども，重炭酸イオンを維持するために少しだけクエン酸が入っています．クエン酸の添加ともう 1 つは特別な包装です，実はこの重炭酸イオンというのは，プラスチックの容器の壁を通して，容器の外側に目に見えないガス（炭酸ガス：CO_2）として出て行くのです．

ということは普通のプラスチックの入れ物に保存していたのでは，いざ使うときに重炭酸イオンがなくなっているのです．それで，ガスを通さない袋にまた袋詰めにしたのです．

使い分け
ドクターの中には，例えば肝機能が悪い患者さんなので酢酸加リンゲル液を使いたいっていうこともあり得ます．もし機会があったら，“どうして乳酸加リンゲル液じゃだめなんですか”と聞いてもいいと思います，多分考えがあって使い分けているドクターはいると思います．

構造として，プラスチックのバッグがあって，その周りにビニール袋が 1 つ付いてるわけです．使う前に外装を開けて，バッグを取り出してから使う．この外装フィルムが高いのです．ガスを通さない外装フィルムで必ず 1 本ずつ包んであるのです．だから，1 本ずつ開けて出さないといけない．ですから，ビカーボン袋をガッとあけて，袋から出したものだけをつり下げて，放置してはいけません．このようにすごく手間がかかっていますから，他の外液に比べると値段が高いのです（一番安いのが，乳酸加リンゲル液です）．

乳酸ナトリウムは非常に安いです．次に安いのは，酢酸です．確かに，酢酸は乳酸と違って筋肉で代謝されますから，肝臓の働きが悪い人，肝不全の人，低酸素の人にも使える可能性があります．ただ実際に，使った感じとして“やっぱり酢酸加リンゲル液じゃないとアシドーシス進むよね”っていう感覚はあまりありません．

最後に出てきたビカーボンというのはちょっと値段が高いのです．細胞外液は大抵は安いです．お金の話で恐縮ですが，一番安い輸液は，5％ブドウ糖です．次に安いのが生理食塩液です．その次が乳酸加リンゲル液です．乳酸が入ってないリンゲル液は現在ほとんど流通してないので，乳酸加リンゲル液が細胞外液補充液の主流です．

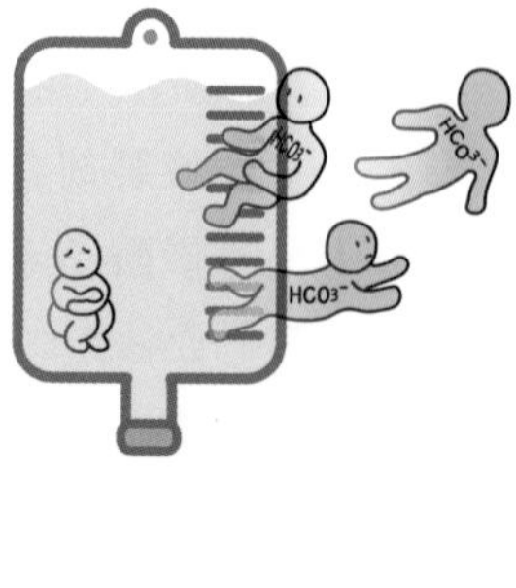

そういった意味では「血漿中に等張でわたしたちの血液の中と浸透圧が一緒で，とりあえず輸液をしておけばいい」というのであれ

ば，5％ブドウ糖液を使えば，一番安いということです．

次に電解質もちょっと入れたい，糖を入れたくないっていうことであれば生理食塩液が一番安いです．では，どうしてブドウ糖液を使わないのか？　っていうことは，次のⅢ章でちょっと触れます．

輸液は面白い！

脱水の話や電解質の話は，ちょっと取っつきにくいと思いますが，患者さんに投与している，何気なくいつも使っている輸液製剤の裏には必ず成分が書いてありますから，それを見ていただくと“その患者さんにその成分でいいのか”というのがわかっていただけると思います．

細胞外液と維持液というのをどのように使い分けるか，本当だったら電解質を見ながら，そのときに必要な輸液製剤を選べばいいのだけども，ちょっとひどい場合には，例えば，“ラクテックとソリタを時間当り 60 mL で，1 日 4 本 2,000 mL”いうような指示が出ますけど，それは，“患者さんの腎機能が正常で，余分な水分は尿として出る，あと体の中の電解質は患者さん自身で保つことができる”というようなことを見越したうえで，交互に投与させているのです．

細胞外液量の不足がなければ，本当は維持液を投与して，細胞外液を投与する必要はないです．維持液を投与するときにはもう細胞外液は入っているはずなので，細胞外液を投与した後で，維持のために維持液が必要なんですけども，交互に投与するというのは，カリウムやナトリウムがいろんな濃度で入っているので，そういった意味で患者さんの体が自然にコントロールしてくれるだろうという期待があるわけです．もしかしたら，わたしたちも輸液っていうのは「ドンブリ勘定」で適当にやっていけば，患者さんがコントロールしてくれるって思っているのかもしれませんけど，厳密にはやっぱりそうではない．やっぱりそのわずかなコントロールができない患者さんもいるわけです．ですから，そういった方のために，やはりきめの細かい輸液の管理，「水分の量」，「電解質の量」をどう投与するかどうか，「それ以外のもの」が要るかどうかということを考えていくことが必要だと思います．

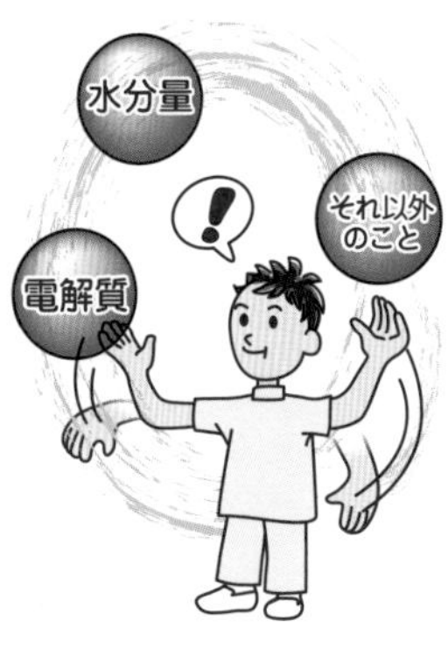

コラム

ポタコールRとフィジオゾールの使い方

ポタコールR

ポタコールRは糖液を見ていただきたいと思います．おそらくいろんな輸液製剤も細かい成分の一覧が必ず載っています．みなさんぜひ今度職場で輸液をされたときに，裏返して電解質の濃度がどうなのか，それからブドウ糖の量がどうなのかということを見ていただいて，そうするとポタコールRはこのブドウ糖のところに何グラムって書いてあり，ブドウ糖以外に**マルトース（麦芽糖）**っていう二糖類が入っているということがわかります．二糖類はブドウ糖と違うので，投与してすぐに血糖が上がるということはないです．その二糖類は体の中に入るとブドウ糖まで分解されて，最終的にはブドウ糖として吸収されますから，投与した直後には見た目の血糖が上がりませんけど，最終的には血糖が上がってくるんです．

フィジオゾール

フィジオゾールの電解質の成分は，ほとんど**維持液**と一緒なんですけども，ブドウ糖の量は糖として5%の倍，フィジオゾールは10%ありますから，特にフィジオゾール3号というのは，（フィジオゾールも1，2，3あるんです，ほとんど3号しか見ることないと思いますけど）3号だから電解質の濃度ではこの維持液になります．糖の濃度はブドウ糖が10%ですから，1L中のブドウ糖は100g入っています．電解質の維持をしながら，カロリーも投与する．ですからフィジオゾール3号というのは，どういうふうに使うかというと，最近はIVH自体をあまりやらなくなりましたけれども，IVH交換で輸液をするときに，急激に高カロリーのものを投与すると，高血糖になったり，急に中断すると低血糖を起こしたりするので，普通の維持液からだんだんと糖の濃度を上げていって，最終的にIVHに行く途中にフィジオゾール3号を使ったりします．あるいはIVHを終了して糖の濃度を下げていく途中でフィジオゾール3号に替えて，中心静脈ラインを終えて，末梢に替えて，それから維持液に替えて行くというような投与をすることがあります．

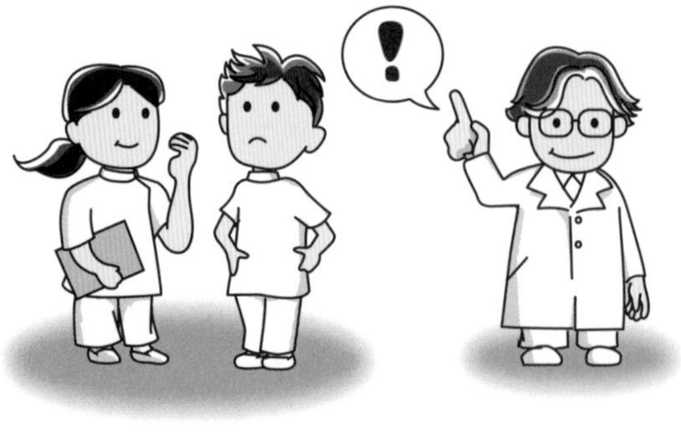

Ⅲ

さて，輸液管理を実践してみよう！

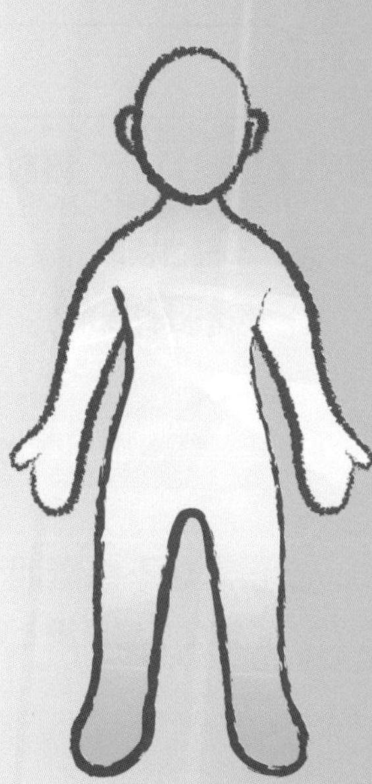

1 水分出納

POINT

- 水分出納には，摂取水分量（経口摂取，燃焼水），排泄水分量（尿，糞便，不感蒸泄）がある．
- 不感蒸泄は，体温が1℃あがると15%増え，気温が30℃から1℃上がると15～20%増える．

不感蒸泄

水分の出納

1日の生体の水分出納の話です．摂取する水分量は経口摂取が1,800 mL，体の中で代謝されて出てくる燃焼水，あるいは代謝水と言われるものが300 mL，それの合計で2,100 mL．排泄する水分量が尿で1,300 mL，便中に100 mL，不感蒸泄が700 mLで，合計で2,100 mL．互いに2,100 mLで，だいたいバランスが取れています．

1日の生体の水分出納

摂取水分量		排泄水分量	
経口摂取	1,800 mL	尿	1,300 mL
燃焼水（代謝水）	300 mL	糞　便	100 mL
		不感蒸泄	700 mL
合　計	2,100 mL	合　計	2,100 mL

正常な不感蒸泄って？

正常な不感蒸泄というものは，定義があります．

●気温が 28℃.
●体重あたり 1 日 15 mL（15 mL/kg/ 日）.

体重が50 kgの人であれば，室温28℃で，だいたい750 mL/ 日．体重が 60 kg の人であれば，900 mL/ 日が不感蒸泄になります．

それともう 1 つ，体温が 1 度上がると，不感蒸泄は 15％増えます．ですから 37℃で不感蒸泄が 1 日 1,000 mL の人であれば，その人の体温が38℃になると15％増えて1,150 mLになります．

ですから，不感蒸泄というのは，患者さんの体温によっても変わってきます．

それともう 1 つ，気温でも変わってきます．夏になると，気温が 30℃から 1℃上がるごとに，不感蒸泄は 15 ～ 20％増えると言われています．

原則

●不感蒸泄は気温 28℃のときに 15 mL/kg/ 日.
●体温が 1℃上がると 15％増える.

気温が 30℃から 1℃上がると 15 ～ 20％増えるということをちょっと知っておいて下さい．

これを知っておくと，まったく水分を投与しない患者さん，あるいは経口摂取がまったくできないときに，最低限の輸液がどのくらい必要か？　ということが予測できるようになります．

最低必要輸液量を予測をしてみよう！

不感蒸泄が 700 mL＋ α の場合を例に挙げて考えてみましょう．

大ざっぱですが，＋ α というのは，体重，あるいは体温，気温によって変わってきます．

腎機能を維持するために，最低必要な尿量があります．水分を経口摂取しなくても，こうした代謝産物を体外に排出し，腎機能を維持するために**必要な最低尿量というのが，1 日だいたい 400 mL** と言われています．

- **普通の腎機能の人で，およそ 400 mL/ 日.**
- **体重あたり，およそ 0.5 mL/kg/ 時.**

ですから，最低の尿量を維持するためには，1 日 400 ～ 500 mL ぐらいは尿量を維持しないと腎機能が悪くなり，悪くすると UN，CRE 値が上がってきます.

そういった腎機能維持のために必要な最低尿量がだいたい 400 mL ぐらいとして，不感蒸泄が 700 mL＋ α としても，**生命を維持していくためには，1 日少なくとも 1,000 mL の水が最低必要なのです.**

- **不感蒸泄量　　700 mL ＋ α.**
- **腎機能維持のための最低尿量　1 日 400 ～ 500 mL.**

1,000 mL の水が必要ということは，まったく水分を投与しない状態で言うと，1 日に 1,000 mL ずつ水分が不感蒸泄で足らなくなるのです，1,000 mL 不足すると，腎機能がどんどん悪くなって尿が出なくなります.

ですから 1 日で最低でも成人の場合に，体重の軽い人で **1,000 mL**，体重が大きかったり，あるいは熱があったり，気温が高かったりすると，**1,200 ～ 1,500 mL** が必要になってきます.

維持輸液量

維持輸液量というのがあります．経口摂取ができない，特に熱もない，ただ意識がなくて水分が摂れない，流動食も食べられない患者さんで維持するときには，1 日の水分量を投与する点滴の量は 1,000 ～ 1,500 mL です.

ですから，原疾患で“水分が多すぎる状態”ではない限り，**1 日に投与の水分量は 500 mL では足りません**．500 mL を続けていくといずれ水分は足らなくなり，臓器不全になります.

ですから，維持輸液量というのは，計算できます.

- 最低必要な尿量が，1 日 400 mL.
- 体重あたり計算すると，およそ 0.5 mL/kg/ 時.
- これは体重が 50 kg の人であれば，
  1 時間でだいたい 0.5 mL で 50 kg ですから，1 日では，
  600 mL は必要，60 kg だと 720 mL は必要です.

2 輸液管理の落とし穴

POINT

- 自由水とは，電解質と結合せず，細胞内に自由に出入りできる水分である
- 基本的には水分量は，細胞内液のことを示すことが多いが，トータルの水分量として考える．

輸液の落とし穴… 自由水

自由水の入っている輸液？

もしかしたらドクターが点滴の指示を出すときに，“自由水があるものを入れたいので，自由水が入っている輸液を選びます”というような指示をされるかもしれません．

自由水についてはすでに35頁で少しお話しましたが，自由水が入っているかどうかあまり考えずに，感覚でやっていたり，慣れでやっていたり…．そこが一番の輸液の落とし穴なのです．

自由水とは？

自由水とは，電解質と結合せず細胞内に自由に出入りできる水分です．どのようなものがあるかというと…．

「自由水」とは？

- 電解質と結合せず，細胞内に自由に出入りできる水分（ブドウ糖液など）
- 血管壁や細胞壁を自由に通過できる
- ⇔（組織結合水）

例を挙げると，ブドウ糖がそうです．電解質とくっ付いていません．この**自由水**っていうのは，血管の壁や細胞の壁を自由に通過できるのです．自由水と反対の言葉で組織結合水というものがあります．**組織結合水**というのは，自由に細胞の中に入ったり，血管の壁

を通って出て行ったり，戻ってきたりはしません．

体液の体内動態って？

バランスを見てみよう！

下の図は，体の中の水分（体液）のバランスです．

まず横軸の細胞外液の量は,増えているか減っているかを見ます．

それと左側の水分量というのは，トータルとしてこの全体の水色の水の量です．☞が減っているかどうかです．

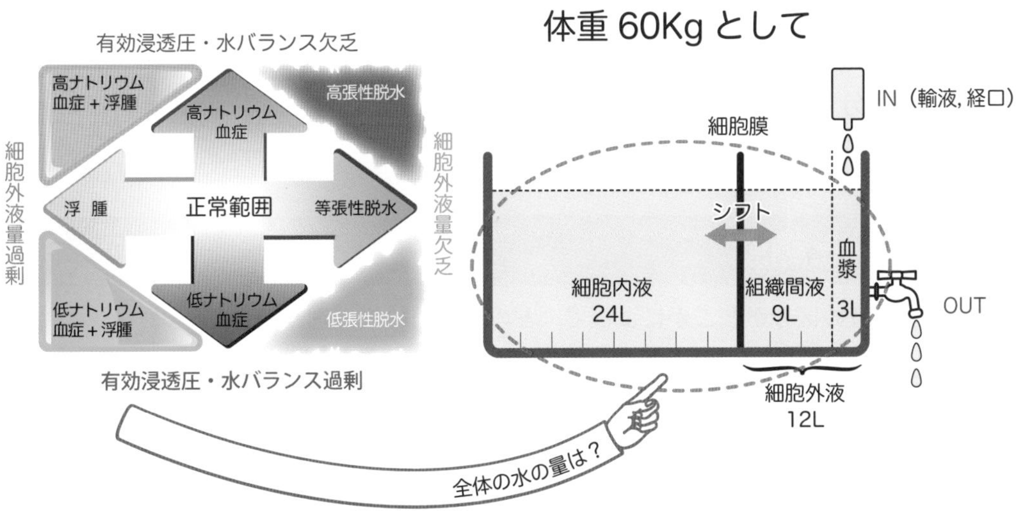

ですから同じ脱水でも，細胞内液は増えているけど，組織の間とか細胞外液が減って，トータルの水分量としては減っている状態を**低張性の脱水**といいます．

基本的には水分量は,細胞内液のことを示すことが多いのですが,トータルの水分量として考えましょう．

どうしてかというと，全体の水のうちの 2/3 が細胞の内側にあるからです．ですから，細胞，トータルで水分量を言うときは，細胞内の水分量は無視できません．ただし,イコールではありません．ですから，ちょっと分けて考えるときに，この細胞外液が多いか少ないか．トータルの水分量が多いか少ないかにも気をつけます．基本的には細胞外液が減ると，細胞内液も減ることが多いです．ところが，病気の種類や病態によっては，トータルの水分量は減っているのだけど，細胞の内側だけは水が多いということはあり得ます．

3 体液区分の変化のメカニズム

POINT

- 出血性ショックでは，血漿の水分が減っているので，「細胞外液」や「膠質液」で循環血液量を増やす．
- 細胞外液が減るのは，「脱水」．細胞外液補充液で補う．
- 細胞外液が過剰な疾患「うっ血性心不全」の患者への細胞外液補充液の投与は，病態を悪化させる．
- 全体の水分量が減っている場合は，低張電解質液で補う．

体液区分と輸液

足らない体液の区分がどこかによって，どのような輸液を選ぶかという話です．

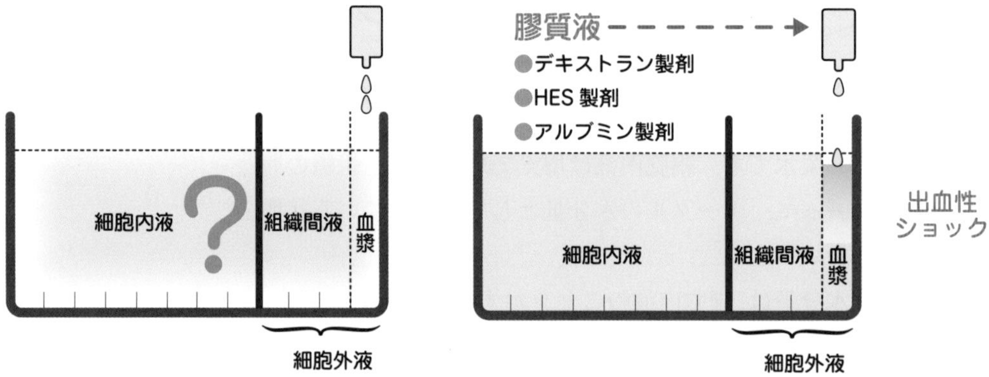

図の向かって右側が細胞外液，左側が細胞の内側にある細胞内液，間にあるのが細胞膜です．細胞外液というのは，組織の間にあるもの（組織間液）と血漿中にあるものとの２つあります．

例えば血漿中の一部が不足したとします．

血漿の中の水分が減るというのは，どういったことが考えられるでしょうか？

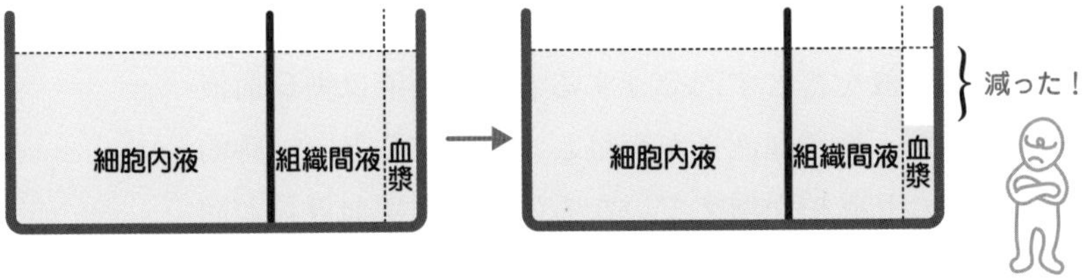

水分が減る原因

出血したらどうする？

血漿，血管から直接，血液成分が無くなるので，**“出血”**です．

手術や，怪我，あるいは吐血をしたなど，血管の中から直接体の外へ水分が出て行くのです．

それで減っているのは血漿の成分だけです．

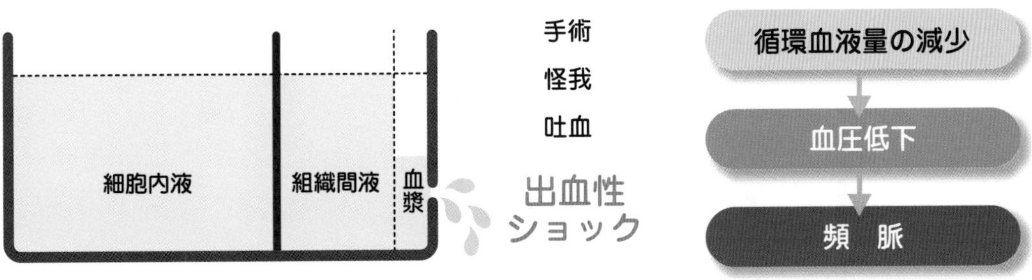

出血性ショック

出血した直後は組織の間から水分が移ってきませんから，血漿の成分だけが減っています．これがいわゆる“出血性ショック”です．

血漿だけがガクッと減ると，循環している血液量が明らかに減りますから，血圧が下がり，脈拍は代償的に速くなります．

程度が軽ければ，そのうち水分は細胞内→組織間→血漿へと移動し，全体の水面は一定となりますが，程度が重いと全身の臓器への血流が十分でなく（このことがショックの本態です），**臓器不全**をひき起こしますから，早期に治療が必要となります．

> **ショック指数**
>
> 血圧を脈拍で割ったものをショック指数と言ったりします．
>
> 例えば，血圧が100 mL で，脈拍が100 のときショック指数 1，血圧が 80 mL になって，脈拍が120 になってくると，0.8．ショック指数が 1 以上だったら，ショックじゃないということです．1を切ってくるとショックだと簡単に判断する人もいますが，それは血圧と脈拍が正常に反応したときだけですので高齢者などでは注意しましょう．

どんな輸液製剤を選ぶ？

出血性ショックが起こったとします．そうしたら，血漿の部分を補うためにはどういった輸液製剤を入れたら良いか？　ここの血漿成分だけ容量を回復するのであれば，**膠質液**がいちばん良いはずです．例えばデキストランであったり，HES のような，でんぷん製剤です．

末梢から点滴で膠質液を落とす．そうすると，膠質液は循環血液量を増量させますので，循環血液量が充足します．すると，一時的に血圧が下がっていたり脈拍が増えていたものが，循環血液量が回復することにより，バイタルサインが落ちついてくるのです．

このような**膠質液は，組織間液に簡単に移行しません**から，循環血液中に保たれるのです．

輸血もそうです．輸血も広い意味では，膠質液に入るでしょう．

細胞外液の異常

細胞外液の減少はどうする？

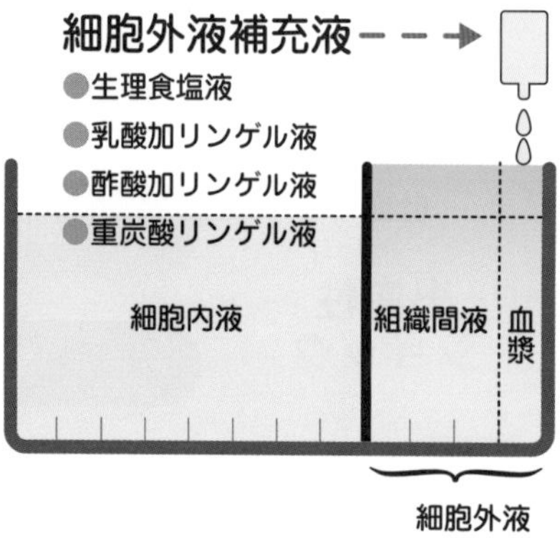

細胞外液全体の水分が減るということは，どういったことが考えられるでしょうか？　それは“**脱水**”です．それでは，“細胞外液が減っちゃった”これを補うにはどうしたらいいかというと，そのものズバリがあります．細胞外液補充液，いわゆる外液です．

生理食塩液もそうです．乳酸加リンゲル液，酢酸加リンゲル液，重炭酸リンゲル液，こういったものが適切です．

このような細胞外液補充液というものを，血管の中に点滴で投与すると，どうなるのでしょうか…？　先ほどの膠質液というのは，血漿の区分以外は増えませんでしたが，細胞外液を投与すると，血漿中だけではなく，血漿からどんどん血管の壁を通って，組織の間に入って行くのです．ですので，組織間も水分で満たすことができるのです．

細胞外液が過剰！

では，すでに細胞外液が普段よりも多い場合，どのような病気が考えられるかというと….

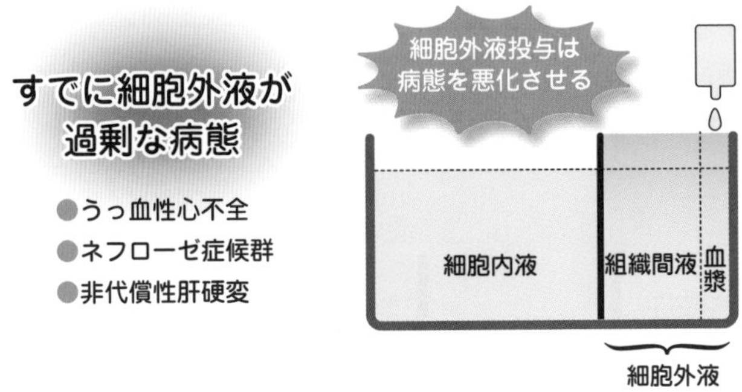

1つは，**うっ血性心不全**です．

その他に**ネフローゼ症候群**といって，腎臓からアルブミンがどんどん漏れていき，膠質浸透圧が保てない．すると，どんどんと細胞内から組織の間に水分が，いわゆる自由水が移動します．

または，**非代償性肝硬変**，**肝硬変の末期**などです．腹水などが加わってきます．水分がもうヒタヒタに余ってる状態です．

こういった細胞外液が過剰な状態（必ずしも，これら病気すべてで過剰とは限りません）のときに，細胞外液を投与するとどうなるでしょう？

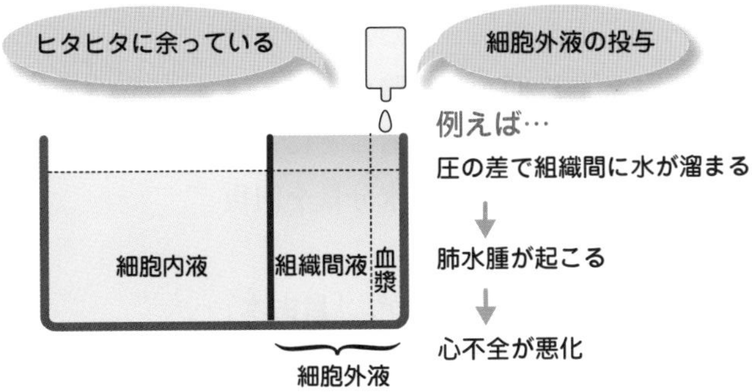

さらに増えるわけです．そうすると，症状が悪くなります．

例えば，この細胞外液で水が貯まって，圧の差によって肺水腫が起こり呼吸が苦しいというときに，細胞外液を投与すると，呼吸苦やうっ血性心不全は悪化し，肺酸素化能はさらに低下します．

ぜ〜んぶ減っている！

では，全体の水分量（細胞内液＋細胞外液）が減っている場合はどうでしょうか？　高齢者の脱水パターンっていうのは，基本的にこのような状態に近いと思います．では，**“水分量が少い”**患者さんの治療をするには，どうするかというと…？．

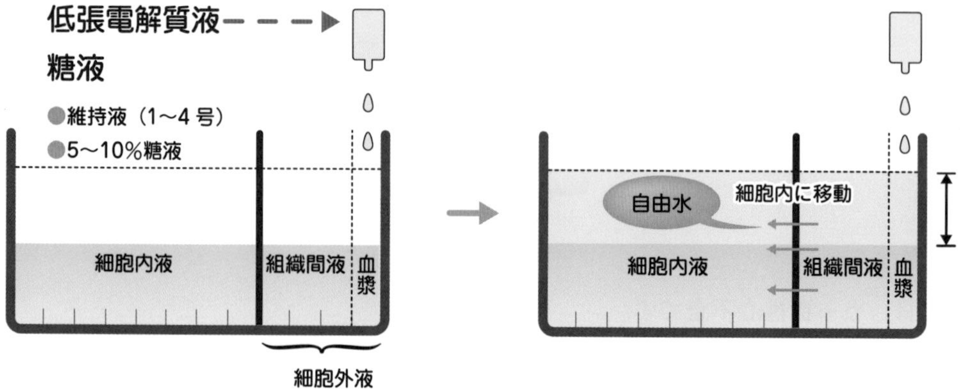

低張電解質液って？

こういった細胞外液・内液の減っている患者さんには，低張電解質液，あるいは糖液というものを使います．低張電解質液というのは，細胞外液ではありません．例えば維持液であったり，5%ブドウ糖液と生理食塩水をある程度で混ぜる，あるいは1号液または4号液です．その他，糖液だったら，5%ブドウ糖から10%のブドウ糖液を使うことがあります．

こういったものを投与するとどうなるか．点滴された水分が血漿中から組織間にいきわたります．それで組織間から細胞の中に入っていきます．つまり，低張電解質あるいは糖液を投与することによって，細胞内液と細胞外液をあわせて増量させ，全体の水分量を回復させることができるのです．

この組織間から細胞の中に入っていく水分というのが，**「自由水」**です．ということは，こういった維持液とか，5%ブドウ糖液の中には自由水が入っていることがわかります．

この自由水がどういった役割かというのは，次の「評価管理の原則①」で話します．

電解質輸液製剤
- 開始液（1号液）
  脱水補給液（2号）
  維持液（3号）
  術後回復液（4号）
- 細胞外液補充液（生食，リンゲル液，乳酸加リンゲル液）
- 膠質液（デキストラン，HES，アルブミンなど）

4 体液量の減少とは？ 評価管理の原則①

POINT

- どこが減っているか？　増えているか？　体液区画の３つを考える．（細胞内液，細胞外液，サードスペース）
- どこが異常か？　考える．「IN,OUT の異常」「シフトの異常」
- 容量は容量で，浸透圧は浸透圧で，独立して補正する

どこが減っている？　増えている？

細胞内と細胞外の行き来はどうなっている？

細胞膜を行き来するのが自由水です.

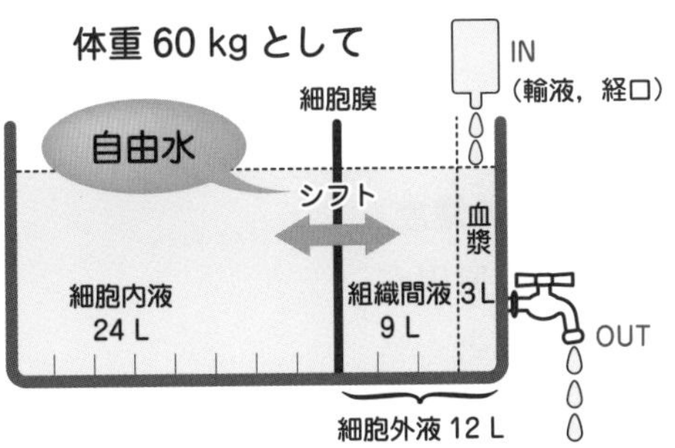

体液区画３つ

- 細胞内液
- 細胞外液（血漿，組織間液）
- サードスペース（非機能的細胞外液）

どこが異常か？

- 細胞外液異常（IN,OUT の異常＝容量の異常）か
- 細胞内液異常（シフトの異常＝浸透圧の異常）

例えば体重が 60 kg として，細胞の中には 24L，細胞外には 12L，細胞外 12 L のうちの３L が血漿だと考えられます.

体液の区画には，細胞内と細胞外，それとサードスペースがあり，水分はこの間を行き来しています.

体液量減少（いわゆる脱水症）
どこに，何が，不足しているか？

- **細胞外液の IN,OUT の問題**
  ＝細胞外液（等張液）の不足
  ＝ナトリウム量の不足
- **細胞内・外の水のシフトの問題**
  ＝細胞内液（自由水）の不足
  ＝ナトリウム濃度の異常（血漿有効浸透圧異常）

体液量の減少をみるとき，まずどこの異常かを考えます．細胞外液の異常なのか，細胞内液の異常なのか．細胞外液の異常であれば，点滴で入ってくるもの，尿で出て行くものの異常です．いわゆるアンバランスです．これは容量（ボリューム）の問題です．

それと細胞内液の異常に関しては，細胞内だけということはないので，当然細胞外も一緒に水分というのは出入りします．つまり浸透圧の異常です．シフト*ですね．細胞内と外との水の出入りの異常です．

*細胞内の内と外どちらに水分のバランスが片寄っているか（シフトしているか）

細胞外液の IN，OUT の問題

IN，OUT は？

では，**体液量の減少（いわゆる脱水症）とは**，どこに，何が不足しているのでしょうか？．ここでいわゆる脱水というのは，脱水イコール低容量ではありません．普通にいう脱水．体の水分が少ない状態です．

体液量の減少において，どこに何が不足しているかというのを考えると，1 つが細胞外液のいわゆる点滴で入ってくるもの，尿で出て行くものの，IN，OUT の問題があります．これをひき起こす原因として，1 つは，**細胞外液の容量自体が減っている**ということがあります．

さて，もう 1 つの原因は，**細胞外の中にあるナトリウムの濃度**，塩分です．細胞外液の IN，OUT の問題には，この 2 つの原因があります．例えば容量が減る場合です，例えば汗をかいたあと，当然，塩分を一緒に喪失していきます．だから見た目のナトリウムの濃度（血清中のナトリウムの濃度）は変わりません．ただ，汗かいた分だけ体重は減って，循環血液量は減っています．

ところが，体内の塩分は保たれたままで水分だけが出て行く状態が長いこと続くと，ナトリウムの濃度は変わらず，水分だけが出て行くので，見た目の溶けているナトリウム濃度が上がりますので，血漿中のナトリウム濃度は高くなり，循環血液量は少なくなります．

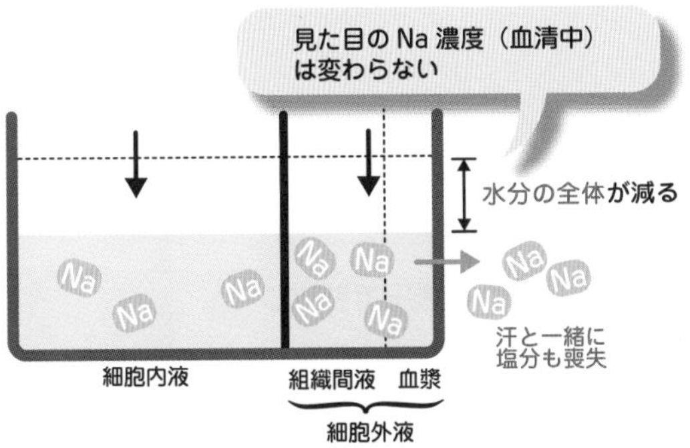

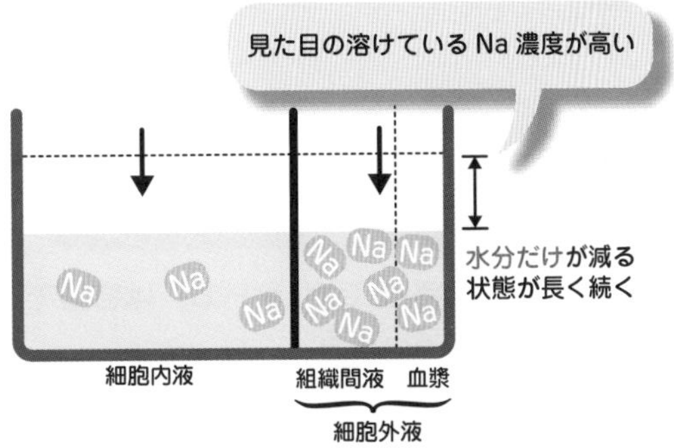

もう１つ，細胞内・外液のシフトの問題

シフトは？

体液量の減少におけるもう１つの問題として，細胞内・外の水のシフトの問題もあります．

これは，細胞の内側と外側の水のシフト，つまり**自由水**（細胞の内側に入って出入りできる水のこと）**が不足**していて，細胞の内側の水分が足らなくなります．また細胞の内側でもナトリウムの濃度が保てないということがあります．

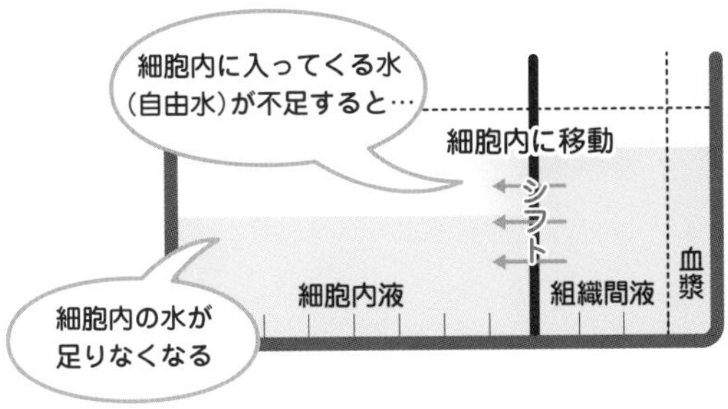

容量（ボリューム）の問題

これは**細胞の内側のナトリウムが細胞の外側に出て行く**ことにあります．

- 細胞の内側の水分の量は減っていって，細胞の内側のナトリウムの濃度が変わらないと，見た目のナトリウムの濃度が上がります．
- 逆にナトリウムが細胞の壁を通り，水と一緒に細胞の外へ出て行ってしまうと，細胞の内側の見た目のナトリウム濃度は変わりません．しかし，水分量としては少ないという可能性があります．それでこのような脱水の評価をしたり，管理をする原則というものがあります．

評価・管理の原則　その１

- **容量（ボリューム）は容量で，浸透圧（濃度）は浸透圧で独立して補正する．**

どうしても水分の補正となると，わたしたちは水を入れて一発で解決したいと思いますけれども，まずは，容量（ボリューム）はどこが足らないか，それと，ナトリウム濃度はどこが足らないか，どこが多すぎるのかということを別々で考えていかないといけません．原則は，容量（ボリューム）は容量で，浸透圧（濃度）は浸透圧で，独立して補正するということが大切です．実は体の中で，容量やナトリウムの濃度を調節しているところは別なのです．

5 内分泌系による調節

POINT

- 細胞外液を調節するホルモンは，「ANP/BNP 系」.
- 浸透圧，ナトリウムを調節するホルモンは，「ADH（抗利尿ホルモン）」.
- 水が足らないから，水だけ入れれば良いのではなくて，「容量」「ナトリウムの過不足」の２つで治療する.

内分泌による調節って？

細胞外液を調節するホルモン

まず細胞外液の水分の量を調整しているものが，いわゆるナトリウムイオンの調節系のところです.

これが内分泌の中ではレニン–アンギオテンシン–アルドステロン系です．これらは，腎臓でナトリウムの再吸収や，排出をする働きをもっています.

それと，尿の中にナトリウムを排泄したり，尿中から再吸収させるのが，ANP/BNP 系．こういったホルモンが調節をしています.

> **ANP/BNP**
> 心房あるいは脳由来のナトリウム利尿ペプチドと言われるホルモンです.

なぜ容量は「容量」で，
浸透圧（濃度）は「浸透圧（濃度）」で
独立して是正するのか？

- **細胞外液量調節系（ナトリウム量調節系）**
  ＝レニン - アンギオテンシン - アルドステロン系：
  腎でのナトリウム再吸収
  =ANP/BNP 系：尿中ナトリウム排泄亢進
- **有効浸透圧調節系**
  （ナトリウム濃度調節系＝水バランス調節系）
  =ADH 系，口渇感：腎での水再吸収，飲水行動

両者はほぼ独立して機能し，体液の恒常性を保っている → 輸液も同じ

浸透圧，ナトリウムを調節するホルモン

一方で今度は有効な浸透圧です．水分量だけではなく，浸透圧を調節しているところがあり，これがナトリウムの濃度を調節して

います．これは“水のバランス調節系”と言いますが，具体的にはADH（抗利尿ホルモン）です．口渇感，いわゆる口渇中枢です．水分が足らなくなって喉が渇いているということを脳に指示をして，“水を飲め”という作用のホルモンを出させるのです．そのようなADHの口渇感によって，喉が渇いてくると，腎臓での水の再吸収が促進されて，尿量が減り，尿が濃くなります．そして，水を飲むという行動が現れます．

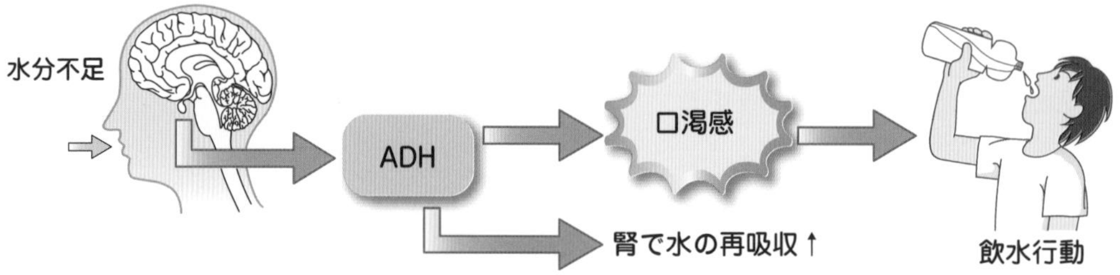

この細胞外液量の調節系と浸透圧の調節系というのは，普通，独立して機能しています．独立して，調節して体の中の体液の恒常性を保っているのです．

体の中はこのように調節しているので，治療のために使う輸液も，同じような考えでやるわけです．

> **水が足らないから，水だけ入れればいいのではなくて，容量（ボリューム）が足らないものは容量を増やす．**
> **ナトリウムの過不足に関しては，そのナトリウムの少ないものは補う，多いものはナトリウムを制限する．以上の2つで治療します．**

容量と圧の独立した調節

次の表は，調節系を別々に見たものです．いわゆる浸透圧の調節と細胞外液の量を調節するものにどのようなものがあるかを示しています．

浸透圧を見るものとしては，血漿中の有効な浸透圧に注目します．

	有効浸透圧（Na 濃度）調節系	細胞外液量（Na 量）調節系
シグナル	血漿有効浸透圧	有効循環血液量
臨床的指標	血漿 Na，血漿浸透圧	病歴，バイタルサイン，身体所見
センサー	視床下部浸透圧受容体	頸動脈洞圧受容体，心房圧受容体 腎傍糸球体装置
エフェクター	抗利尿ホルモン（ADH） 口渇感	レニン-アンギオテンシン-アルドステロン系 心房性 / 脳ナトリウム利尿ペプチド 抗利尿ホルモン（ADH）
何が影響を受けるか？	自由水排泄 飲水（口渇）	ナトリウム排泄（RAA 系，ANP/BNP） 自由水排泄

浸透圧監視センサーと循環血液量

体の中には浸透圧を監視しているセンサーがあります．一方で，循環血液量をみているセンサーもあります．

浸透圧監視センサー

どれがどう調節されているか，浸透圧がどうか？　ということに関しては，**血液の血漿中のナトリウムの濃度**を検査で測ったり，あるいは，**浸透圧**を測ることによって，（これは循環血液中しかわかりませんが）有効な浸透圧がどの程度かを知ることができます．

見た目の細胞外液の中のナトリウムの濃度が多いのか少ないのか，浸透圧が高いのか低いのかを知ることができるのです．

循環血液量センサー

一方で，細胞外液の量が多いのか少ないのか？　というのを見るのは，**病歴**です．例えば数日間飲み食いできていない．あと，**バイタルサイン**（血圧が低い，脈拍が速い）や**身体所見**です．そういった身体所見で脱水の有無，特に細胞外液が足りているかどうかを知ることができます．

その他の影響は？どのように調節している？

その他，どういった調節するためには，どのような方法があり，どういう影響が出るか．ナトリウムが高くなってくると，自由水が

身体所見とツルゴール

よく皮膚のツルゴールって言われます．最近あまり見ませんけれども，ものすごく脱水がひどい子どもをみた場合，子どものお腹の腹壁をぎゅっとつまむのです．

普通手を離すと，そのしわがピュッと戻ります．脱水がひどくなってツルゴールが低下してくるとつまんだ皮膚が盛り上がったまま，つまんだ形で残るのです．そこまでの脱水は，あまり見ることはなくなりました．

体の中からなくなってきますから，水が欲しくなります．それ以外にレニン–アンギオテンシン–アルドステロン系の排泄機能というのがあり，これで調節されています．この容量の調節，圧の調節，この２つが調節されているということを知っておきましょう．

6 脱水をどうみる？ 評価管理の原則②

POINT

- すべての「脱水症」で，細胞外液量減少を伴う．
- 脱水が疑われたら，血漿ナトリウムの濃度にかかわらず，細胞外液を開始する．

浮腫と脱水

いわゆる細胞の外側の水分量が，多いのか少ないのか，体の中全体の水が多いのか少ないのかを考えた場合，水が多いと「過剰」，少ないと「欠乏」となります．この水というのは，体全体の水で，場合によっては，この細胞外液も含みますが，体の水分の 2/3 は細胞の内側にありますから，ほとんどの脱水というのは，細胞の内側のことを言うと思います．ただ，厳密にはトータルの体の中の水分量を表わします．ですから，細胞の内側の水分が過剰で，細胞外液が少ないという病態もあるのです．

体の細胞の中には水がいっぱいあるのだけど，循環血液や組織の間には足らない．その水が組織の間に出てこないのです．このようなときには，「ナトリウムを喪失あるいは希釈された状態の低ナトリウム血症」「ただ単に細胞外液が多い状態が浮腫性の疾患」「逆に細胞外液が足らない方が脱水性の疾患」次頁の**矢印の図**のちょうど中心が，「正常の範囲」です．

体液バランスの評価は矢印の図で考える
体液変化の組み合わせは８通り

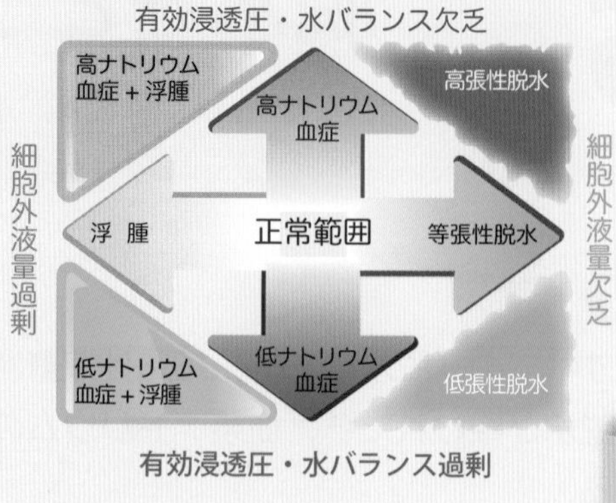

脱水症：３通りの体液変化

体液変化の組み合わせは３通りあります（39 頁参照）．

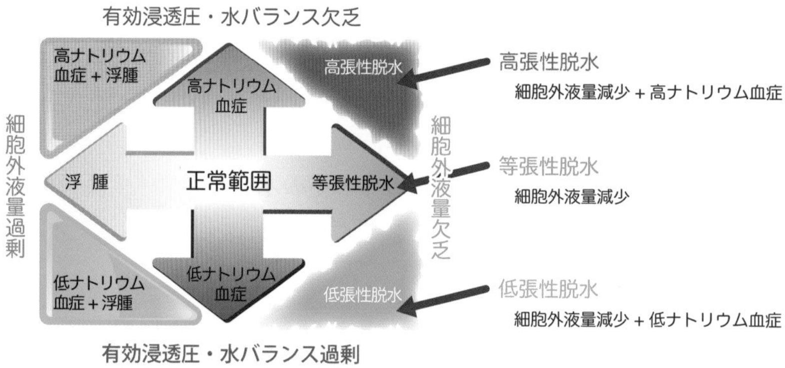

いわゆる“脱水”と言われるものは，体の水分量全体が少ないのですが，概ね，細胞外液も少ないです．細胞外液がいっぱいあって，例えば腎不全の患者さんで細胞の内側だけが水がカラカラということはあまりないのです．細胞の外側の水分が，血液の中でも組織の間においても減ってきている状態で，後は水の容量（ボリューム）としてはトータルとして多いか少ないかで判断します．

ほとんどの場合「中央の等張性脱水の状態」です．特に水のトータルのアンバランスがなくて，細胞外の水分だけが足らないのが，いわゆる「等張性脱水」です．

血清中のナトリウム濃度は正常，循環血液量は減っている，血圧は低い，脈拍は速い状態です．

どのように治療する？

では，こういう脱水の患者さんの治療をどうするのか．これは治療の原則ですけれども，すべての脱水症で細胞外液減少を伴い，水が少ないので，ほとんど図の右側に来ます．

評価・管理の原則　その２

- **すべての「脱水症」で細胞外液量減少を伴う．**
- **まず血漿ナトリウム濃度にかかわらず，等張液による細胞外液是正を行う．**

ということは，血清中のナトリウムの濃度が高いか低いかは関係なしで，最初に，この脱水が疑われた患者さんには細胞外液を補充してもいいわけです．細胞外液量が足らないのは間違いがありませんから．細胞外液を補充するのは，適切です．ですから，こういった浸透圧の異常がない（等張性脱水）ということは，細胞内の水分の過不足がないということなので，細胞外液だけを補充すればいいのです．

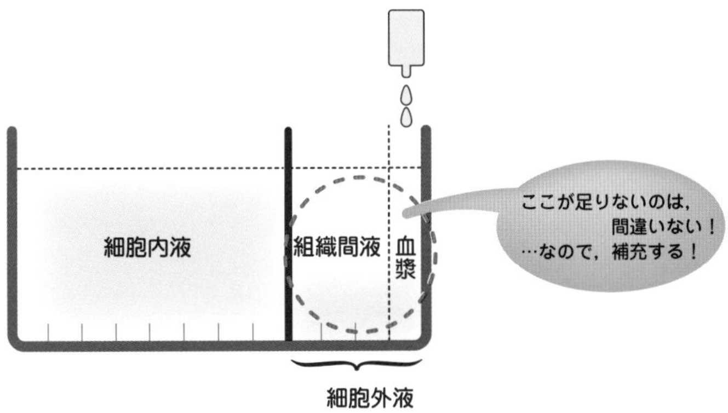

細胞内液
組織間液
血漿
細胞外液
ここが足りないのは，
間違いない！
…なので，補充する！

細胞内の過不足はない，またはあってもいいですし，少なくても多くてもいいです．ただ少なくとも，細胞外液が減っているので，細胞外液量だけを補えばいいですね．

例えばナトリウムが正常に循環している，そうすると細胞外液だけを補うためには，細胞外液補充液だけを入れれば，血漿中も，組織間も満たすことができるということです．

脱水と低容量

「容量（ボリューム）が少ないことと脱水は別だ」とか，「細胞外液が減る」だとかごっちゃになっているかも知れませんが，原則言葉の問題で，低容量（ボリュームが足らないということ）と，脱水っていうのは，まったく100％別ではないですけど，等しくはありませんよということです．

細胞外液が減少して等張のときには，細胞外液のみを是正することで，患者さんの脱水の治療が終わるわけです．多分血圧が上がって，脈拍も下がって，自然な尿量が保たれるようになります．

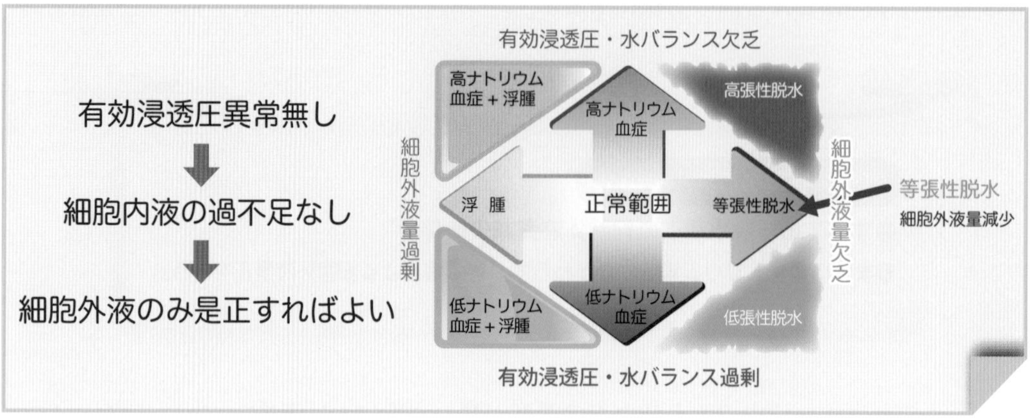

7 調節機構を利用した治療 評価管理の原則③

POINT

- 細胞外液で血圧を維持し，尿量を維持してから，ナトリウムが多いか？ 少ないか？ 考える．

調節機構を利用した治療

脱水の治療方針って？

低容量≠脱水　生体の調節機構を輸液戦略にもとり入れる

- **両者の病態・治療戦略は大きく異なる**
  - 低容量＝細胞外液量減少……………………………治療薬は等張液
  - 脱水＝自由水欠乏＝高ナトリウム血症…………治療は自由水

わたしたちの体の中には自然に水分が足らなくなると，尿中の容量を減らそう，あるいは体の中のナトリウムが多くなってくると，体の多いナトリウムを外に出そうとする働きがあります．脱水を治療するときには，そういった生体の調節機能も輸液の治療の中には取り入れるべきです．

容量が少ない，つまり低容量は脱水と違うので，低容量の治療と脱水の治療は異なります．低容量だけでしたら，デキストランのような膠質液で，容量だけを維持すればいいのです．

脱水というのは，低容量のときに，細胞の外液量が減少することがほとんどですので，脱水が疑われたときには，最初は細胞外液で補充します．ですから，投与するとしたら，等張液です．生理食塩液が適切です．あるいは細胞外液です．

評価・管理の原則　その3

●まず細胞外液量を急速是正し，循環動態が安定した後に水バランスを緩徐に是正する．

自由水を含んだ輸液を投与する

自由水が足らない，細胞の内側の水が足らないというときには，最終的にナトリウムの総量が変わらないと，内側とともに外側も足らないので，血漿中が濃くなってきてナトリウムが高めになることがあります．

そういったときには，細胞の内側の水を補うために，自由水を含んだ輸液を投与していきます．

ですから，脱水などの輸液の管理のときには，最初に細胞外液を入れて，急速に是正します．急速にというのは，ショックを遷延させずに急速に足らない分を投与するということです．

“血圧が60 mmHgしかない，脈は触れない，意識はもうろうとしているとき”には，まず細胞外液を補充する．すると，循環が維持され，循環動態が安定します．

循環動態が安定してきて，血圧が一定に保たれて，脈がほぼ落ち着いたときに，そこから初めて細胞の内側の水が多いのか少ないのか，ナトリウムが多いのか少ないのかというのを手がかりに是正すればいいのです．

脱水の患者さんが来て，ぐったりとした状態で，血圧がよく触れないときには，“ナトリウムの結果が出るまで輸液ができません”ではなく，まずは**細胞外液を投与して血圧を維持し，尿量を維持した時点で，ナトリウムが多いのか少ないのか，細胞の内側の水が多いのか少ないのかを判断したらよい**ということです．

小児科では？

特に，小児の場合は，脱水で循環血液量が減って臓器に十分な血液がいかない状態が続くと，致死的になります．（小児の場合は特に水分量が大人より多いですから，不足すると全身状態の影響がかなり大きいです．）ですから，小児の場合はまず細胞外液量を急速に是正して，まずはバイタル維持を図るということが必要なのです．そういう理由から，採血の結果（ナトリウム，カリウム）が出る前にまずは開始液（一号輸液）を投与しましょう，といった時代がありました．

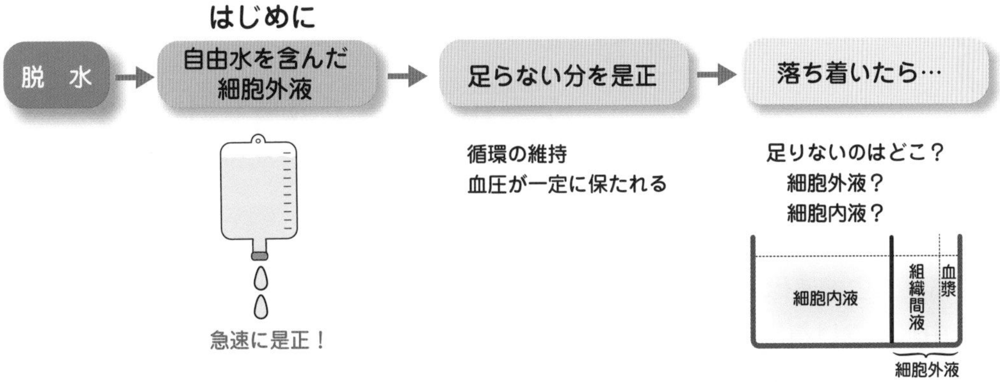
はじめに
脱　水
自由水を含んだ
細胞外液
急速に是正！
足らない分を是正
循環の維持
血圧が一定に保たれる
落ち着いたら…
足りないのはどこ？
細胞外液？
細胞内液？
細胞内液
組織間液
血漿
細胞外液

8 輸液製剤における浸透圧と有効浸透圧

POINT

- 5%ブドウ糖液は，投与すると100%自由水になる．(循環血液量は増えない)
- 自由水がなければ，「細胞内」にまで水が入っていかない．

輸液製剤の種類を整理しよう！

今まで，いろいろな輸液の製剤が出てきました．その中で浸透圧に注目すると，基本的に等張液，血漿中の浸透圧と近いものというのは，5%ブドウ糖液か，生理食塩液です．

	Na (mEq/L)	ブドウ糖 (g/L)	浸透圧 (mOsm/L)	有効浸透圧 (mOsm/L)	自由水 (%)
生理食塩液	154	0	308	308	0
乳酸加リンゲル液	130	0	272	272	0
ソリタ T1	90	26	326	180	40
ソリタ T2	35	43	294	110	54
5% ブドウ糖液	0	50	278	0	100

ブドウ糖は投与された直後は等張であるが，すぐ分解され有効浸透圧を形成しないため，自由水を入れていることに実質的に等しい．

たとえばその浸透圧がどのくらいかというと，わたしたちの血漿中の浸透圧は，正常が285～290 mOsm/Lぐらいです．生理食塩液は，0.9%のNaClですけども，これは浸透圧が308 mOsm/Lあるのです．一方で5%ブドウ糖液っていうのは，計算上，278 mOsm/Lです．

そして，生理食塩液は正常な浸透圧よりも，わずかに高張です．5%ブドウ糖液はわずかですが，低張です．

電解質輸液製剤
- 開始液（1号）
  脱水補給液（2号）
  維持液（3号）
  術後回復液（4号）
- 細胞外液補充液（生食，リンゲル液，乳酸加リンゲル液）
- 膠質液（デキストラン，HES，アルブミンなど）

それ以外の，いわゆる乳酸加リンゲル液，1 号液とか 2 号液などの輸液製剤の中に含まれている電解質は前頁の表のような数字です．

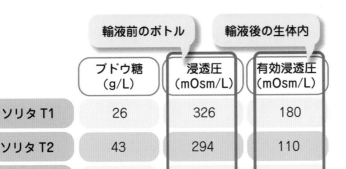

ブドウ糖液

	輸液前のボトル		輸液後の生体内
	ブドウ糖 (g/L)	浸透圧 (mOsm/L)	有効浸透圧 (mOsm/L)
ソリタ T1	26	326	180
ソリタ T2	43	294	110
5% ブドウ糖液	50	278	0

ブドウ糖液は水？

ブドウ糖液は，いつまでも血液の中に糖として留まらないのです．いろいろな組織に行くと，ブドウ糖として吸収されるのです．

そうなると 5%ブドウ糖液の中の糖分というのはすぐなくなってしまいます．50 g 入っていてもすぐ消費されてしまうのです．投与した後の血液の中での浸透圧がどういうふうに維持されるかというと，ゼロです．糖がまったくなくなると，ただの水になり，浸透圧はありません．

ブドウ糖液に含まれるブドウ糖はどのくらいの量でしょうか？

ソリタ T1 は，まだ 5%のブドウ糖の割合が多いですから，1 L で 26 g．5%ブドウ糖液は 1 L で 50 g．ソリタ T2 では，この量は増えてきて，43 g です．

実はブドウ糖というのは，わたしたちの体の中に点滴で入ると，ブドウ糖の形では残らないのです．ブドウ糖は，わたしたちの体のエネルギーとして一番必要なものです．ということは，ブドウ糖が体の中に入ると，糖はサッと吸収利用されてしまって，エネルギーとして消費されます．

ソリタ T1 で見ると？

	Na (mEq/L)	ブドウ糖 (g/L)	浸透圧 (mOsm/L)	有効浸透圧 (mOsm/L)	自由水 (%)
ソリタ T1	90	26	326 →	180	40

ソリタの T1 というのは，1 L 中に 26 g の糖があります．しかし，これが点滴で体の中に入ると，26 g の糖はなくなってしまいます．すると 26 g の糖で維持されていた浸透圧はなくなって，（見た目の浸透圧は 326 mOsm/L ですが）180 mOsm/L になるわけです．となると，このうちの糖分にくっ付いていた水の部分 40 mL は，

いわゆる自由に細胞の中に出入り可能な水（自由水）なのです．

5%ブドウ糖液は，
投与すると100%自由水になる．よろしいですか．

ですから，ブドウ糖液というのは，投与された直後は，血漿中では等張ですけれども，すぐに分解されて浸透圧を形成しないので，自由水を入れているのと等しくなります．

いわゆる蒸留水を注射した後の状態です．ですから，ブドウ糖液は100%が自由水になります．

自由水になるということは，血管の壁を通って組織の間へ行き，組織の間から細胞の中に入っていくわけです．ですから，5%ブドウ糖液というのは自由水が多いので，細胞の内側の脱水のときには5%ブドウ糖液を投与しないと，細胞の内側まで水が届きません．細胞外液だけを投与していると，細胞の内側の脱水は補充できないということです．

脱水でも**等張性の脱水のときには，細胞外液でまず容量を維持して，循環が安定した時点で5%ブドウ糖液を投与しないと，細胞の内側までは水が入って行かないのです．**

生理食塩液では？
生理食塩液というのは，投与しても糖が含まれていないので，体の中でも浸透圧が一緒です．

5%ブドウ糖液では？
5%ブドウ糖液は投与されたら浸透圧がゼロになります．
そうすると5%ブドウ糖液投与した量すべてが自由水になるのです．

実際に蒸留水を点滴したら
少量なら問題ないのですが，持続で大量投与すると，浸透圧の問題から溶血を起こしたり，血管の炎症を起こすことがあります．

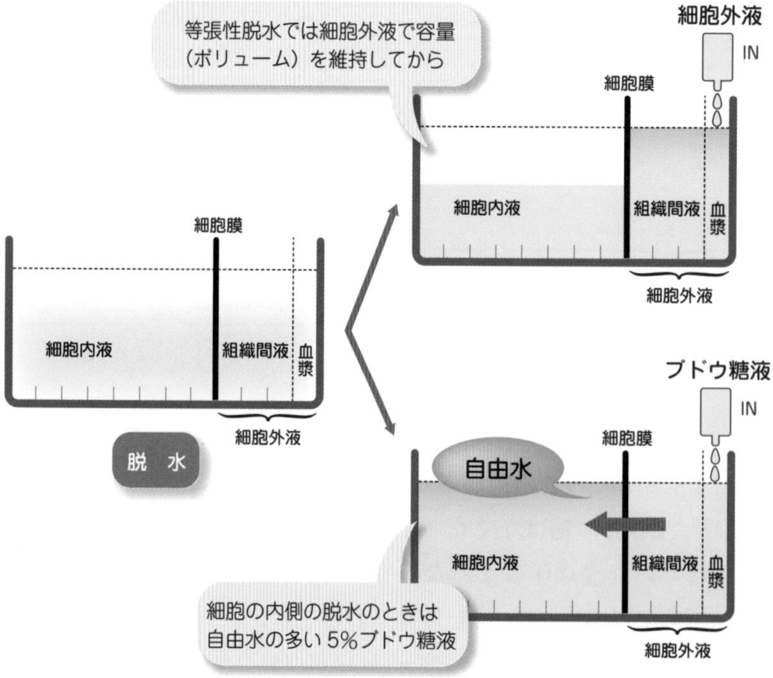

ブドウ糖液と循環血液量

ここで問題は，5%ブドウ糖液で循環血液量を維持しようとした場合です．例えば，血管の外の細胞外液が足らない状態で5%ブドウ糖液だけを投与するとどうなるかというと….

最初は血漿中に5%ブドウ糖液が入り，見た目の水分量は増加します．それが，糖が吸収されると，残った水分というのが，**全部自由水**になって細胞の内側に入っていきますから，ボリュームとしては**循環血液量はあまり増えない**です．ということは，"5%ブドウ糖液をいくら投与しても血圧は上がらない"のです．逆に言うと，循環血液量が増えないから，容量の負荷にはなりません．

心不全では5%ブドウ糖液？

心不全で循環血液量が増えた状態（いわゆる溢水）で，浮腫の状態の患者さんに5%ブドウ糖液を使うのは，循環血液量を増やさないで，細胞の内側に入れるためです．

ですから，心不全のときに輸液の基本として使われるのが5%ブドウ糖液です．

もしかしたら，みなさんは循環器の患者さんは，5%のブドウ糖液，外科の患者さんは細胞外液というようなパターンで認識していませんか？

心不全の患者さんには容量の負荷にならないように5%ブドウ糖液，細胞外液の脱水がある患者さんには，細胞外液の補充が必要ということです．

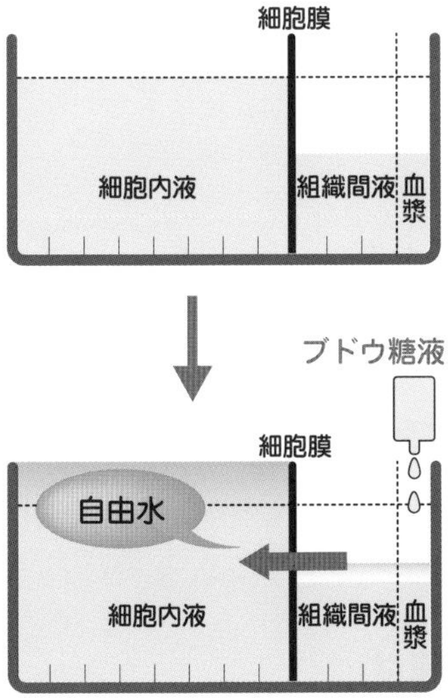

細胞外液が足りない状態で…

5% ブドウ糖液で循環血液量を維持しようとすると…

糖が吸収されると全部自由水になって，循環血液量は増えない．

生理食塩液を投与すると？

次に，生理食塩液，等張液を投与すると，体の中がどういうふうになるかというお話です．

生理食塩液（等張液）の体内分布

● **等張液は輸液されても細胞外液の有効浸透圧を変えないから，細胞内外の水の移動は起こらず，すべてが細胞外液になる．**

生理食塩液 500 mL Na 154 mEq/L ＝ 等張液 500 mL Na 154 mEq/L ＋ 自由水 0 mL Na 0 mEq/L

↓

すべてが細胞外液に分布
血漿：組織間液＝1：3　＝125 mL：375 mL

生理食塩液 500 mL の場合，ナトリウム濃度は 154 mEq/L です. 生理食塩液はこれで等張になっていますから, 自由水は全く入っていません. 糖液がないので，自由水はゼロです.

生理食塩液を投与すると，すべてが細胞外液に分布しているわけです（生理食塩液は，細胞の内側には入って行きません).

- 全体で 36 L，細胞の中が 24 L，細胞外が 12 L の内の 9 L が組織間，3 L が血管の中，つまり血漿ということで，**血漿中と組織間というのは，1：3 の割合で分布**します．さらに，**細胞外と内が 1：3** です.
- ということは，500 mL の生理食塩液を点滴で投与すると，循環血液中には 125 mL 入り，“組織間（間質）には残りの 375 mL” 入ることになります.

ここで覚えていただきたいのは，例えば生理食塩液 500 mL を投与したら，循環血液量が 500 mL 増えるわけじゃないということです．細胞外液というのは, あるいは生理食塩液もそうですけど, **1/4 しか血漿中には残らない**のです．1/4！　これは後にも出てきますから大切なことです.

体重 60 Kg　水分は 60%　36 L，そのうち 2/3（24 L）は細胞内液，残りの 1/3（12 L）は細胞外液
細胞外液 12 L 中, 組織間液は 9 L, 血漿は 3 L

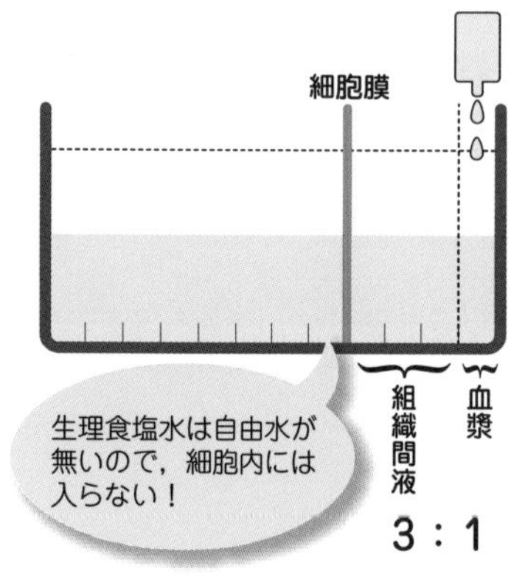

まとめ

500 mL 生理食塩液は…

500 mL の生理食塩水分は細胞内へ移動できない
すべてが細胞外液！
血漿内には，1/4 の 125 mL
組織間液には，3/4 の 375 mL

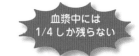

血漿中には
1/4 しか残らない

ソリタ T 1 の体内分布

では，今度は糖液の含まれたもの，ソリタ T1 について考えてみましょう．T1 の 500 mL．これはいわゆる開始液と言われるものです.

ソリタ１（3/5 等張液）の体内分布

ソリタ T1 500 mL　＝　等張液 300 mL　＋　自由水 200 mL
Na 90 mEq/L　　Na 154 mEq/L　　Na 0 mEq/L

等張液 300 mL → すべてが細胞外液に分布
血漿：組織間液＝1：3
＝75 mL：225 mL

自由水 200 mL → 2/3 が細胞内液（133 mL）
1/3 が細胞外液（67 mL）
血漿：組織間液＝1：3
＝17 mL：50 mL

- 細胞内液への分布：133 mL
- 細胞外液への分布：367 mL（血漿 92 mL，組織間液 275 mL）

これは 3/5 等張液です．3/5 等張液というのは，生理食塩液と 5％ブドウ糖液の割合が 3：2 という意味です．これで行くと，ソリタ T1 という開始液 500 mL の中のナトリウム濃度は，90 mEq/L となります．これを何対何の生理食塩液とブドウ糖液でできているか？　を考えると生理食塩液：ブドウ糖液＝300 mL：200 mL となります．ブドウ糖液を 200 mL を混ぜたものが，いわゆる開始液，ソリタ T1 と言われるものです．

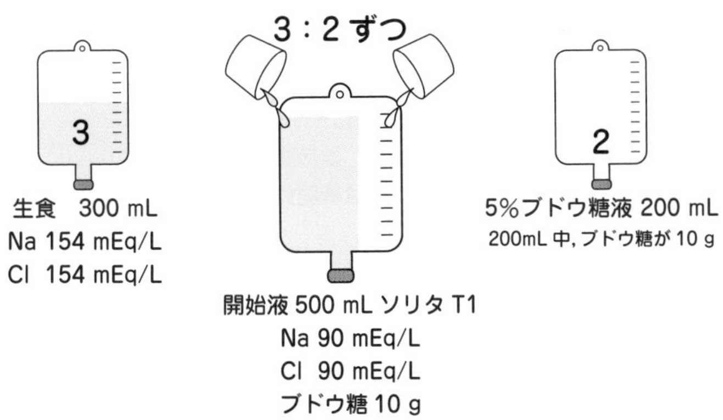

細胞内分布は？

そうすると，これが，細胞の内側に分布するとしたときに，生理食塩液と 5％ブドウ糖液と分けて考えると，例えば，生理食塩液 300 mL は，すべて先ほどの生理食塩液の場合と一緒です．

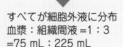

血漿と間質には 1：3 に分かれますから，この 300 mL の生理食塩液のうちの 1/4，75 mL が血漿中に残って，残りの間質液には 225 mL です．あと残りの 5％ブドウ糖のほうの 200 mL は，

これは糖が吸収されると100%自由水になります.

自由水ということは，まず分布の割合としては，2/3 が細胞内に入ります．24 L の多くは，細胞内です．残りの 1/3 が細胞外に残るのです．細胞外に残った 67 mL のうちの水の割合，血漿と間質は，1：3 ですから，67 mL のうちの 17 mL だけが血漿中に残って，残りの 50 mL は組織間（間質）に行きます．これトータルで，このソリタ T1 という開始液 500 mL を投与すると，最終的にその液体はどこに行くかというと….

細胞の内側には 133 mL だけが行くのです．細胞の中に自由水として入っていく．細胞外液にはトータルでこの生理食塩液の成分の 300 mL と，この 5%ブドウ糖液の部分の 67 mL が行くわけです．血漿中にはこれを足したもので，75 mL に 17 mL を足したものが 92 mL，あと間質には 225 mL と 50 mL を足した 275 mL ということです．ですから，開始液を点滴で投与すると，循環血液量としては，血漿は 92 mL しか増量効果がないんです．だから，出血性ショックのときに細胞外液ではなくて，この開始液，ソリタ T1 というものを使うと，いつまで投与しても血圧が上がってこないのです．それはそうです！　どんどんどんどん組織間のほうに行くのが多いのです.

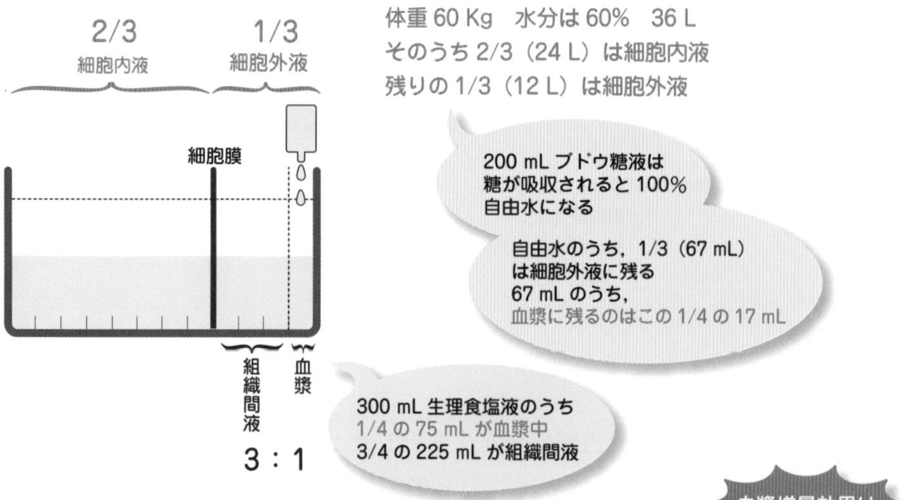
2/3
細胞内液
1/3
細胞外液
体重 60 Kg　水分は 60%　36 L
そのうち 2/3（24 L）は細胞内液
残りの 1/3（12 L）は細胞外液
細胞膜
200 mL ブドウ糖液は
糖が吸収されると 100%
自由水になる
自由水のうち，1/3（67 mL）
は細胞外液に残る
67 mL のうち，
血漿に残るのはこの 1/4 の 17 mL
組織間液
血漿
3：1
300 mL 生理食塩液のうち
1/4 の 75 mL が血漿中
3/4 の 225 mL が組織間液
血漿増量効果は
以外と少ない！

まとめ

500 mL ソリタ T1 は…

300 mL の生理食塩水分は細胞内へ移動できない

200 mL の自由水のうち 2/3 の 133 mL が細胞内に移動できる

血漿中には，75 mL+17 mL=92 mL だけが残る

9 膠質液と晶質液が細胞外液量に与える影響

POINT

- 細胞外液を投与しても，血漿中に残存する容量は，投与量の 1/4（1 L出血したら，細胞外液は 4 L投与しないと循環血液量は維持できない）
- それでも追いつかない場合は，「輸血」「膠質液（HES，デキストラン）」を使うこともある．

何をどれだけ投与する？

そこでいろいろな種類の輸液を細胞外液に与える影響というのを考えてみましょう．

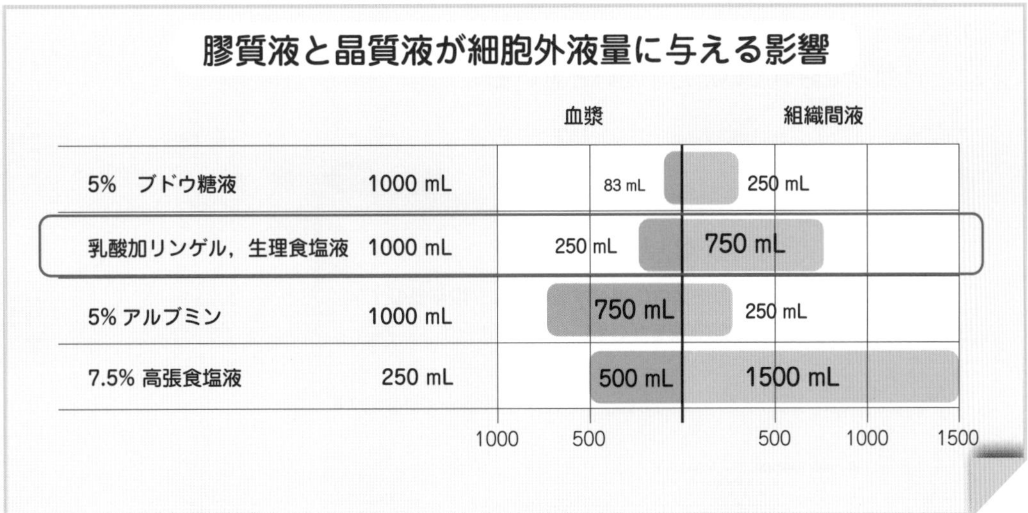

例えば今まで出てきた乳酸加リンゲル液，生理食塩液というものをここで 1L 投与したとします．細胞外液へ全部行きますが，そのうち血漿中に残るのは 1/4 です．1：3 しか補充しないので，1/4 が血漿中に残って，残りの 750 mL は組織間に出ます．

ということは，例えば，手術の際，1L 出血して血圧が下がり脈拍が早くなっている若い患者さんがいます．循環血液量は，1L 減っています．このようなとき，若い患者さんには合併症の不安もあるので輸血したくないということで，とりあえず細胞外液だけを補って循環血液量を維持したいとします．さてこの場合，必要な細胞外液は…1Lでは足りません．1L投与しても250 mLしか循環血液量は増えません．血漿を1L増やしたいというときには，4倍の4Lの細胞外液を投与しないといけないのです．ですから，術中に例えば500 mLとか1 Lとか出血したときに，細胞外液，例えばラクテックならば2 Lとか3L，投与されると思います．それは，バイタルを維持するためには，それだけやっぱり必要なのです．

細胞外液の不足というのは．それでも追いつかないときには，輸血をします．あるいは，その出血が始まった直後であれば，膠質液です．コロイド，例えばHESであったり，デキストランみたいなものを使うことがあります．術中であれば出血傾向が嫌なので，あまり使いたくないときには，細胞外液を投与します．

ですから，ここで覚えていただきたいのは，細胞外液を投与しても血漿中に残存するのは，投与した量の1/4しかないということです．ということは，**出血量の4倍の細胞外液**（1 L出血したら，細胞外液は4 L）を，投与しないと循環血液量は1 L増えません．このことは知っておいていただきたいと思います．

つまり…

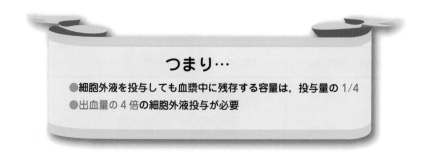

- **細胞外液を投与しても血漿中に残存する容量は，投与量の1/4**
- **出血量の4倍の細胞外液投与が必要**

10 アルブミンの血漿増量効果

POINT

- アルブミン1 gあたり，膠質浸透圧で循環血液中に間質液を20 mL引き込む．
- アルブミンを短時間で入れてしまうと，一気に循環血液量が増えるため，心臓に負担がかかる

膠質浸透圧の維持

膠質浸透圧を維持するために，アルブミンをときどき使うことがあります．アルブミンの血漿の増量効果というものが言われています．

アルブミンの血漿増量効果

- アルブミン 1 g は，組織間液 20 mL を循環血液中に引き込む性質．
- アルブミン 12.5 g（25% 50 mL）では，250 mL 血液増量となる．

25％，5％などのいろいろなアルブミンがありますが，アルブミン 1g あたり，膠質浸透圧によって，循環血液中に間質液を 20 mL 引き込みます．

ということは，例えば 25％アルブミン 50 mL（アルブミン量：12.5 g）を 1 時間で 1 本を投与すると，血液量はトータルでは 250 mL 増量するのです．50 mL しかアルブミンを入れてないのに 250 mL 増えるのです．

時間指示の意味は？

250 mL 増えるというで気をつけなくてはいけないのは，例えば 25％アルブミン 50 mL ってこんな小さな瓶です．

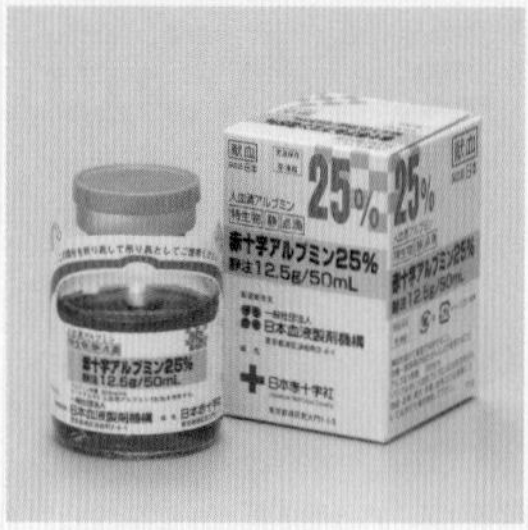

小さな瓶．“これを２本投与して”とドクターから指示が出ます．そのときたまたま時間指示で，“２本を１時間かけて投与してください”という指示が出たとします．ところが量も少ないし，患者さんの点滴の刺入部位の曲げ具合にもよるのでしょうけど，調節時間が 10 分でパパパーッとあっという間に全部 100 mL 入っちゃった．10 分間で 100 mL 入ると，その患者さんの循環血液量っていうのは２本分ですから，500 mL 急に増えることになります．

例えば高齢でもともと心機能があまりよくない患者さんでアルブミンが低い場合，**膠質の浸透圧を維持して肺水腫を軽くしたいと思って投与したつもりが，短時間で入ってしまうと一気に 500 mL 循環血液量が増えるわけです**．

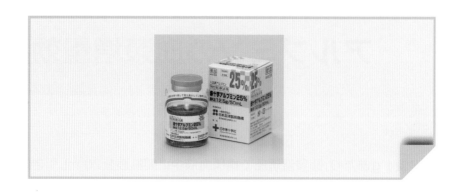

そうすると，心不全が一気に悪化することもあります．ですから，結構ゆっくり投与というような指示が出ることが多いと思います．アルブミンの場合は１時間かけてとか，実際に 50 mL を１時間かけて，点下を合わせるのは大変です．しかも連結したりすると，余計に大変ですけど，アルブミンの血漿の増量効果というのは，そういうことがありますので注意が必要です．

アルブミンの落とし穴

アルブミンは基本的には，栄養補給のための保険適用がありません．ですから，これは膠質浸透圧を維持するためでしかありません．

よって，低アルブミン血症という病気で，**アルブミンが低いから値を正常に近づけるという理由だけでアルブミンを投与してはいけない**のです．

アルブミンを投与しても栄養になりませんし，見た目の浸透圧を維持するだけです．ですから，**栄養の悪い患者さんにアルブミンを投与しつづけるということはあり得ません．**

例えばアルブミンが低いからという理由だけでアルブミンを投与することはありませんが，アルブミンが低くて，全身の浮腫が著明で，場合によっては肺水腫も出て，かなり呼吸が苦しいというときには，アルブミンを投与すると，前述のように組織間から水分を取ってきますから，肺水腫が軽減して，利尿効果が出てくるという可能性があります．

ただ，その過程で投与した直後には循環血液量が増えますから，心不全が悪化することはあり得ます．

アルブミン投与というのは，こういった落とし穴があるのです．

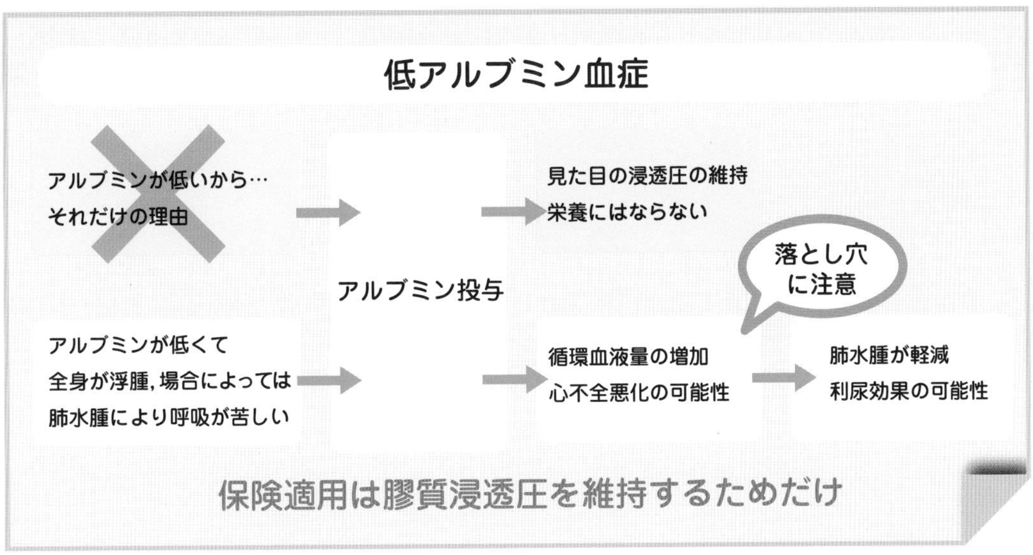

Ⅳ

では，輸液管理を病態別に応用してみよう！

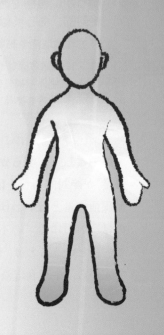

1 ショック時の輸液管理の落とし穴

POINT

- 心肺蘇生中には，ブドウ糖液は使わない．（理由：細胞外液は補充されないので「浮腫」「神経予後」を悪化させる．）
- 出血性ショックでは,「細胞外液」の急速投与．その後の反応を見る「反応群」「一過性反応群」「無反応群」によって対応が違う．
- 敗血症性ショックでは，絶対的あるいは相対的な血管内容量の不足があると考える．

心肺蘇生中の原則

心肺蘇生中の輸液負荷の原則は，AHA ガイドライン 2010 に書いてあります．

心肺蘇生中はどうする？

輸液負荷の原則：

明らかに有害である所見を認めるまでは，循環血液量が絶対的，もしくは相対的に減少しているものとして扱う．

- 生理食塩液や細胞外液を使う．
- ブドウ糖液はなぜ使わない？
  → 細胞外液補充の効果なく，浮腫や神経予後を悪化させる可能性もある．

輸液は何を選ぶか？

原則として，明らかに有害である所見を認めるまでは，“循環血液量”が絶対的もしくは相対的に減少しているものとして扱います．循環血液量とはいわゆる**細胞外液**です．“明らかに有害な”というのは，いわゆる“心不全徴候”“うっ血徴候”がないかということです．ということは，何を使うか？　それは，**細胞外液補充液**です．ですから，生理食塩液や細胞外液を使います．

ブドウ糖液をなぜ使わないのか？

蘇生中には，ブドウ糖を使わない理由があるのです．

ブドウ糖液は100％自由水ですから，細胞外液補充の効果はありません．投与すると循環血液中にはほとんど残らず，細胞の中に入っていきます．そうすると，細胞外液は補充されず，浮腫，神経の浮腫，神経予後を悪化させる可能性があります．

また，ブドウ糖そのものが神経予後を悪化させるという報告もあります．

例えばもし，蘇生後，PCI（経カテーテル冠動脈形成術）をやっている最中に5％ブドウ糖液や，あるいは糖液が投与されたままでしたら，それは外すべきです．悪化させる可能性があります．

この浮腫というのは，主に脳浮腫です．脳が腫れてくると，せっかく心拍が再開しても意識が戻らないということがあります．

生理食塩液や細胞外液を使用すること．これが心肺蘇生中の原則です．コストを比較すると生理食塩液のほうがだいぶ安いです．ですので，AHAのガイドラインには，NSと記載されています．

神経予後と輸液の選択

実は心停止の蘇生法では，脳神経に一時的に血液が行かなくなった状態のときに高血糖の状態が神経細胞の回復が悪いと言われています．ですから，心肺蘇生をしている最中には，糖液の含んでいない輸液を投与します．

NSって？

NSというのは，ノーマル・セーライン いわゆる正常な生理食塩液のことで，英語ではNSと略します．

循環血液減少性ショック

循環血液減少性ショックとは昔，低容量性ショックなどと言いました．平たくいうと“出血性ショック”などはこれの代表です．出血性ショックに対しては，まずどうするかというと….

● **出血性ショック**に対して，1,000～2,000 mLの細胞外液の急速投与を行う．

例えば…外傷で出血している．
腹腔内で出血している．
血圧が80 mmHgもない．
というときにはどうするか？

1,000 ～ 2,000 mLの細胞外液を急速投与します．場合によっては，温めて輸液を作ったりします．それで投与して反応を見るわけです．

まず最初，反応を見ます．

●反応群：
血圧が安定，維持可能；循環血液量の 20 % 以下．
●一過性反応群：
一過性に安定，場合により止血術必要．
●無応群：
急速輸液でも反応無し，緊急処置必要．

反応群

血圧が 80 mmHg であったのが，血圧が 120 mmHg を超えて安定した．

しかも，そのときに 2,000 mL 投与した後，輸液の速度を下げても血圧は下がらない，維持が可能というのは，“反応群”といいます．これは循環血液の 20％以下の出血の場合です．循環血液量が５Ｌあったとしたら，１Ｌ以下の出血だというように判断できるのです．

一過性反応群

一時的に血圧が 120 mmHg まで戻ったが，輸液の速度を下げるとまた血圧が下がってきた．

こういったときには，出血の量が 20％を超えているわけです．

場合によっては，出血性の外傷の場合は，止血術という手術が必要になったり，消化管出血であったら，内視鏡で早く止血をするという必要があります．

無反応群

急速輸液として１Ｌから２Ｌ投与してもまったく反応がない．

これは，無反応群と言われるもので，緊急処置，緊急手術が必要です．こういった患者さんの場合は輸液をしても，それ以上大量に出血しているわけです，止血を真っ先にしないと，いずれ今度は心停止に至ります．

腹腔内出血

例えば血圧が 60 mmHg しかない，腹腔内出血している，あるいはしていそうだという患者さんに，悠長に CT 検査をしていられません．このような患者さんで，無反応群の場合は，CT はもうパスです．腹腔内に出血していたら，すぐに手術室に駆け込みます．ですので，この無反応群には，すぐに緊急処置，手術をします．

吐　血

例えば，吐血の場合であったら，場合によっては手術で血を止めることが必要かもしれないし，緊急内視鏡で止血できる場合もあります．

食道静脈瘤

もし吐血が，食道静脈瘤の破裂であれば，（最近あまり入れなくなったかもしれませんけど）S-B チューブ，ゼングスターケン・ブレークモア管などを入れて，とりあえず圧迫するというようなことも必要になるかもしれません．

輸液量はどれくらい？

成人の場合，1,000 ～ 2,000 mL がだいたいの目安です．これが 2,000 mL で足らなくて，3,000 mL であったら十分かということは，一概に言えません．3,000 mL，4,000 mL と入れるとすると，これだけでも 30 ～ 40 分かかりますから，だいたいの目安で 1,000 ～ 2,000 mL とします．1,000 mL ぐらい入ると，血圧が上がってくるかどうかがわかります．反応があるかどうかは，2,000 mL まで入れれば，だいたいわかってきます．

敗血症性ショック（血液分布不均衡性ショック）

しばしば経験するものに，敗血症性ショックがあります．

実はショックの分類というのは，1999 年に変わって，敗血症性ショックとは分類しなくなりました．“血液分布不均衡性ショック”と言います．

●**敗血症性ショック**（血液分布不均衡性ショック）
絶対的あるいは相対的な
血管内容量不足がある.

これは，全体の水分量としては変わらないのだけれど，血液の分布が血管の中と外側でアンバランス，つまり血管の中の容量が少なくて，血管の外，組織の中，細胞の中に水分が入ってしまうということです.

こういった敗血症性ショック（血液分布不均衡性ショック）のときの基本的な考えとしては，**絶対的あるいは相対的な血管内容量の不足がある**というように考えるのが普通です.

つまり, 血管内の循環している“**血液の容量が少ない**”．ですから，ショックになるわけです．ということは，まず最初には，**細胞外液を補う**必要があるということです.

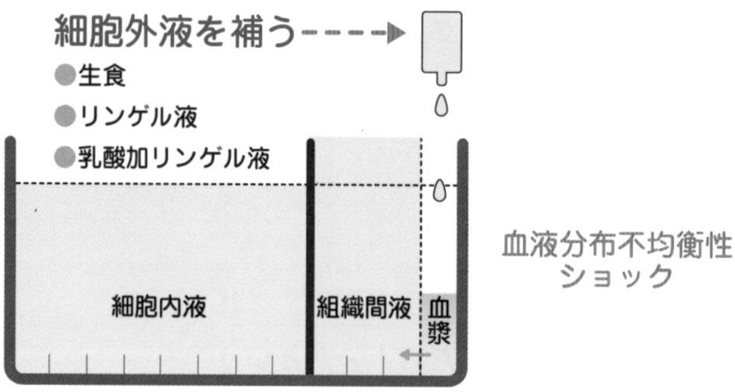

敗血症性ショックの治療に関しての一番新しいガイドラインが2012 年に出ています.

敗血症性ショックに関するガイドライン（2012）

最初の 6 時間の治療のゴール
1. 中心静脈圧：8〜12 mmHg（12〜15*）
2. 平均血圧：65 mmHg 以上
3. 時間尿量：0.5 mL/kg/hr 以上
4. 中心静脈血酸素飽和度：70 % 以上
（または混合静脈血酸素飽和度 65 %以上）

＊胸腔内圧が上昇している場合

中心静脈圧（いわゆる循環血液量を反映するもの）が，8 〜 12 mmHg，ほぼ正常の範囲を目標とします.

電解質輸液製剤
●開始液（1 号）
脱水補給液（2 号）
維持液（3 号）
術後回復液（4 号）
●細胞外液補充液（生食，リンゲル液，乳酸加リンゲル液）
●膠質液（デキストラン，HES，アルブミンなど）

（ ）の中にある（中心静脈圧 12 ～ 15 mmHg）というのは，こういった敗血症性ショックを起こしてる患者さんの多くの場合，すでに気管内挿管されて ICU などに入っていることがあるので，気管内挿管して陽圧呼吸をしているときには（胸腔内圧が上昇している場合など），中心静脈圧は，8 ～ 12 mmHg ではなくて，12 ～ 15 mmHg を目標としています．

平均血圧（平均なので，収縮期血圧ではありません）は，65 mmHg 以上を維持します．

時間尿量は体重あたり 1 時間で 0.5mL 以上を維持します．このくらいの維持ができれば，循環血液量としては足りています．それと，投与する酸素の量の指標としては，中心静脈血酸素飽和度をみます．

わたしたちの中心静脈血酸素飽和度の正常は，普通に室内の空気を吸っているときに，だいたい 70％です．

分圧でいくと，PvO_2 ですが，だいたい 40 mmHg です．動脈血よりは低いです（70％ですけれども）．これがもし敗血症性ショックの状態で感染症や感染創があったりすると，酸素が末梢で消費されますので，混合静脈血酸素飽和度が下がってきます．

これが 65％以上を保てるように，十分な酸素を投与しなさいということです．十分な酸素を投与しても，循環が維持できなければ，酸素が末梢まで行きわたりませんので，場合によっては血圧を維持するということも必要です．このガイドラインが予後を良くする指標だと証明されて 2012 年に改訂されました．

混合静脈血

普通のわたしたちの混合静脈血というのは，右房に入る入口のところの全身から還ってきた血液の酸素分圧，酸素の飽和度ですが，末梢血の動脈中の酸素飽和度は，わたしたちは普通 95％以上あります．

中心静脈血（上大静脈血＋下大静脈血）に，右房で冠状静脈洞の血液が混じったものが「混合静脈血」で右房→右室→肺動脈を流れます．

最初の 6 時間でこの敗血症性ショックの患者さんの治療のゴールを上記のように設定しました．

実は 2004 年に「敗血症性ショックガイドライン」が出たときは，混合静脈血酸素飽和度の目標は 70％でした．2008 年に改訂されたときに，65％に下がりました．65％以上あればいいと覚えていただけばいいと思います．

2004 年にガイドラインが出てその後のデータを積み重ねることによって，解析し，それに伴い結果が変わってきて今現在使用されているのが 2012 年版です．

現在はこの通りでやっていただければいいと思います．

敗血症性ショックガイドライン

この敗血症性ショックのときの治療のガイドラインというのは，最初に出たのが，2004 年です．サバイバル・ゼプシスキャンペーンというので，検索していただくとすぐ出ると思います．

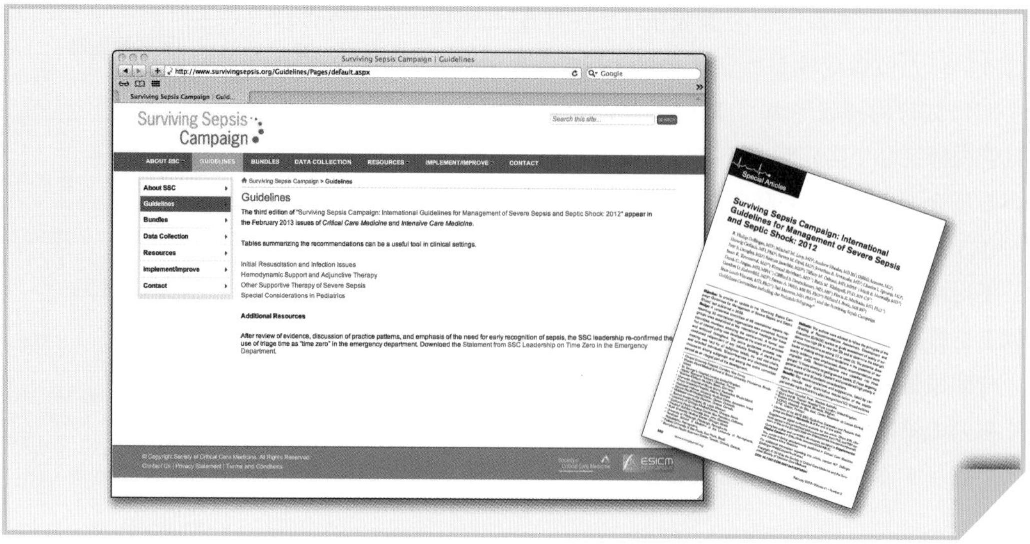
Surviving Sepsis Campaign | Guidelines
http://www.survivingsepsis.org/Guidelines/Pages/default.aspx
Surviving Sepsis Campaign
Search this site...
SEARCH
ABOUT SSC
GUIDELINES
BUNDLES
DATA COLLECTION
RESOURCES
IMPLEMENT/IMPROVE
CONTACT
About SSC
Guidelines
Bundles
Data Collection
Resources
Implement/Improve
Contact
Surviving Sepsis Campaign > Guidelines
Guidelines
The third edition of "Surviving Sepsis Campaign: International Guidelines for Management of Severe Sepsis and Septic Shock: 2012" appear in the February 2013 issues of Critical Care Medicine and Intensive Care Medicine.
Tables summarizing the recommendations can be a useful tool in clinical settings.
Initial Resuscitation and Infection Issues
Hemodynamic Support and Adjunctive Therapy
Other Supportive Therapy of Severe Sepsis
Special Considerations in Pediatrics
Additional Resources
After review of evidence, discussion of practice patterns, and emphasis of the need for early recognition of sepsis, the SSC leadership re-confirmed the use of triage time as "time zero" in the emergency department. Download the Statement from SSC Leadership on Time Zero in the Emergency Department.
ESICM
Special Articles
Surviving Sepsis Campaign: International Guidelines for Management of Severe Sepsis and Septic Shock: 2012

2 急性肝不全の輸液管理の落とし穴

POINT

- 肝不全の急性期，「低血糖」回避のために「ブドウ糖液（10%）」を使う.
- 肝不全による「血液凝固異常」「脳浮腫」，それぞれ病態に適した輸液を選択する.

急性肝不全の輸液管理

肝炎などによる急性の肝不全の輸液のポイントというのがあります．それはどのようなことかというと，“まずカロリーが必要”なのです.

急性肝不全

輸液のポイント

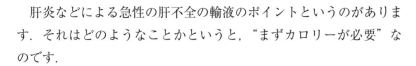

- 投与カロリーは 30～35 kcal/kg を目標
- 初期輸液は，10 %ブドウ糖液（低血糖を回避）
- 凝固異常には補充（FFP）
- 脳浮腫による昏睡には浸透圧利尿剤（マンニトール）を投与
- 分枝アミノ酸（BCAA; アミノレバン）を投与

壊死した肝細胞が再生するためには，カロリーが必要です．このカロリーを補うためどのくらいの投与を目標にするかというと，体重あたり 30 ～ 35 kcal です．ですから，体重 60 kg の患者さんであれば，場合によっては 1 日 2,000 kcal を投与します．肝不全の急性期ですから，血糖のコントロールは難しいです.

また，初期輸液はどういったものを使うかというと，10％ブドウ糖液の入ったものを使います．その理由は，肝不全の急性期のとき，**低血糖**を起こすからです．血糖が下がると，肝細胞が再生しにくくなります．ですから，低血糖を回避するために，少し濃い目のブドウ糖液（10%）を使います．

肝不全のとき，凝固因子が肝臓で作れなくなると，出血傾向になります．そういったときに凝固異常に対しては，凝固因子を補充するために，新鮮凍結血漿 FFP を使うというわけです．

その一方で肝不全のときには，いわゆる**肝性昏睡**と言われる**脳浮腫**があります．脳浮腫による昏睡に対しては，脳浮腫を低減するための浸透圧利尿剤を投与します．グリセオールとかマンニトールとかがあります．

その他には，分枝鎖アミノ酸の「アミノレバン」です．これは分枝鎖アミノ酸が栄養になるのではなくて，分枝鎖アミノ酸は，体の中で不足しているのでこれを投与します．

これに加えて初期輸液はブドウ糖液が入ったほうが良いので，もしこのアミノレバンを投与するのであったら，ブドウ糖液を混ぜていくと，この２つの分枝鎖アミノ酸投与と，ブドウ糖投与という両方の問題が解決します．

アミノレバン
分枝鎖アミノ酸の配合率の高いアミノ酸製剤です．肝障害時の脳症の改善に効果があります．

3 急性腎不全の輸液管理の落とし穴

POINT

- 腎機能が悪いときは，カリウム排泄ができなくなるため，輸液負荷では「高カリウム血症」に注意する．
- 腎不全では，「高カロリー，低蛋白」が基本．

急性腎不全の輸液管理

急性の腎不全のときの輸液のポイントというのは，最初は腎不全が発症したとき，むしろ**輸液をたくさん入れる**と言われていることです．

急性腎不全

輸液のポイント

- 発症時には輸液負荷（高カリウムに注意）
- 血液浄化導入前の乏尿期には，輸液製剤・高カロリー・低蛋白が基本．
- アミノ酸投与は必須のみで良いという根拠はない！（非必須も分枝鎖も必要）
- 血液浄化導入後は，一般的な栄養管理で OK

カリウムに注意

このとき気をつけなくてはいけないことがあります．腎機能が悪くなってくるとカリウムが排泄できなくなりますので，輸液を負荷して大量に入れているときに，カリウムを含んだものを大量に投与すると，**突然高カリウム血症で不整脈**を起こすことがあります．

輸液を負荷するときには，高カリウムにならないように気をつけます．すなわち，尿量を保つと，高カリウム血症にならないで済むのです．

もし血液浄化療法や血液透析などを導入する直前の尿量が少ない“乏尿期”には，当然水分をたくさん入れると“溢水”になって，肺水腫や心不全をきたしますから，逆に輸液量を制限します．

栄養に注意

腎機能が元に回復するために必要なのが，**“高カロリー”**です．前項の肝不全のときと一緒です．ただ急性腎不全の場合は，蛋白がたくさん入ると腎機能が悪くなりますので，**“高カロリー，低蛋白”**が基本です．

よって，血液浄化療法や，血液透析を導入する直前の乏尿期には，水分を制限，カロリーは入れる，蛋白は制限します．ですから，食事を摂っている慢性腎不全の導入直前の人は，食事で“高カロリーの低蛋白食”という指示が出てくるのです．

アミノ酸投与で注意

また，アミノ酸投与に関しては，実は以前腎不全のときのアミノ酸投与で，必須アミノ酸だけを投与していた時代があったのです．

これは，必須アミノ酸を投与していれば，非必須も必須から作られるという発想のためですが，実はアミノ酸は必須アミノ酸だけを投与しておいてよいという根拠がないのです．

だから以前，腎不全のときに，好んで「必須アミノ酸製剤」を投与していましたが，今は，必須アミノ酸だけを投与するということはなくて，いろいろな種類の非必須アミノ酸，アミノレバンの分枝鎖アミノ酸など，こういったものも必要だと言われています．

これが血液透析を始める直前までの管理ですが，腎不全が発症したときには，十分な水分を入れて，尿量を維持するということです．乏尿に陥ると，輸液を制限して，高カロリーを入れます．アミノ酸は必須も，非必須も全部必要です．もし血液透析を導入した後は，普通の腎不全のない患者さんと同じ栄養管理でも良いのです．輸液の量もそうです．水分もコントロールも透析でできるようになります．透析が導入されてしまえば，あとは一般的な栄養管理だけで十分だと言われています．

4 急性呼吸不全時の輸液管理の落とし穴

POINT

- まずは十分な循環血液量を補充する．
- 必要栄養量は，基礎代謝の 1.5 ～ 1.7 倍．

急性呼吸不全

次は，急性の呼吸不全です．ARDS（adult respiratory distress syndrome）という病気，敗血症に伴ってみたり，重症の肺炎だったりします．この輸液のポイントというものは，まずこの急性の呼吸不全のときには，**“十分な循環血液量を補充する必要がある”**と言われています．

急性呼吸不全（ARDS）

輸液のポイント

- まずは十分な循環血液量の補充，その後輸液の制限などを検討（早朝の輸液制限，利尿は，臓器の血流低下をきたす）．制限，非制限の予後に差なし．
- 栄養管理は重要（敗血症合併症で基礎代謝量 ×1.5～1.7 必要な場合も）

その後に，輸液の制限をするかどうかを考慮します．どうしてかというと，十分な血液を維持しておかないと**“循環”**が保てないからです．循環を保ったあとに次に問題になってくるのは….

ただでさえ肺水腫になりかけている肺に水分が多くなり過ぎると，呼吸の状態が余計に悪化するのです．そうなったときには，輸液を制限するかどうかを考えます．

例えば，尿が出ないだろうということで，一方的に利尿薬だけを使っていると，いろいろな臓器，肝臓や腎臓などの血流がかえって下がってしまうのです．

この急性の呼吸不全（ARDS）の患者さんに輸液をたくさん使ったものと，制限したものの両方で治療効果に有意な差はないと言われています．たくさん使ったから予後が悪くなったとか，少なく使ったから予後が良いという根拠はありません．ただ，どっちともつかないのです．

しかし，こういった呼吸不全の患者さんには，**栄養の管理**は重要です．普通の基礎代謝量を原則として投与します．

例えば，敗血症を合併していた呼吸不全の患者さんには，どれぐらいのカロリーが必要かというと，**基礎代謝量の 1.5 ～ 1.7 倍必要**なのです．わたしたちは，健常人の基礎代謝ではだいたい計算すると，1,800 kcalとか2,000 kcalいかないぐらいだと思いますが，敗血症を合併した患者さんで，カロリーのコントロールを必要としたら，健常人の 1.5 倍ですから，結構なカロリー量です．これだけ投与すると，血糖はコントロールも難しくなります．

そうすると，インスリンも併用で使わないと適切な血糖を維持できないことがあるかもしれません．それで急性の呼吸不全のときの輸液に関しては，十分に投与するのが原則だけど，制限したほうがいいのではないかという議論がありました．確かに十分に入れ過ぎると，肺水腫を悪化させる可能性があります．

5 慢性呼吸不全（増悪時）の輸液管理の落とし穴

POINT

- 右心負荷状態にあるので，「過剰な輸液は避ける」.
- 電解質異常を伴う可能性がある.
- 通常から栄養障害の可能性あり.
- エネルギー基質を考慮する.

慢性呼吸不全の輸液管理

COPD を患っている患者さんで，例えば在宅酸素療法（HOT）なんかを導入されている患者さんで，ときどき，急性に感染症などで増悪することがあります．こういった患者さんの輸液のポイントというのがいくつかあります．

慢性呼吸不全増悪時

輸液のポイント

- 心臓負荷状態にあるので，過剰な輸液は避ける.
- 低 K，低 Cl など電解質異常を伴うことがある.
- 通常から栄養障害にあることが多く，急性増悪時には，
  基礎代謝量 ×1.2～1.6 のカロリーが必要.
- 高 CO_2 血症を伴うため，エネルギー基質は，アミノ酸，脂肪製剤を組み合わせる.

もともと肺が悪いですから，右心には負荷がかかった状態です．

ここに大量の輸液が入ると，心不全が明らかに悪化し，右心負荷状態になるので，**“過剰な輸液は避けろ”**と言われています．

“過剰な輸液”といってもどれくらいを過剰というのか微妙ですが，過剰な輸液は避けます．また，もともと呼吸不全の状態があるので，このような患者さんは，低カリウム血症や低クロール血症な

どの電解質異常を伴っていることがあります．

最初から慢性に低クロール血症を伴っていることがあります．そのため，場合によってはこれを補正するのですが，もともと慢性にクロールが 80 mEq/L しかないのであったら，これは慌てて 100 mEq/L までに戻す必要はないわけです．

それともう1つ，こういった患者さんは，だいたい，痩せています．在宅酸素を受ける患者さんの多くは，ガリガリなんです．十分ふくよかな方ってあまりいないと思います．

通常から栄養障害も多いので，こういった**急性の増悪時には，基礎代謝量の 1.2 〜 1.6 倍のカロリーが必要です．**これだけのカロリーを投与しないと，そういった栄養の負荷に耐えられずに呼吸筋力が保てないということです．

エネルギー基質による呼吸商の違い

次に重要なのは，高二酸化炭素血症を伴う患者さんです．もともと慢性呼吸不全の患者さんは，二酸化炭素が溜まり気味です．肺の調子が悪いので，二酸化炭素を十分に外に吐き出せなくて，もともと高二酸化炭素血症になっています．

高二酸化炭素血症を伴う患者さんに，基礎代謝量の 1.2 〜 1.6 倍のカロリーが必要となった場合，カロリーを何で投与するのが良いでしょうか？　そのエネルギーの基質，大もとは何を使うのかというと，これは**アミノ酸**や**脂肪製剤**を組み合わせます．

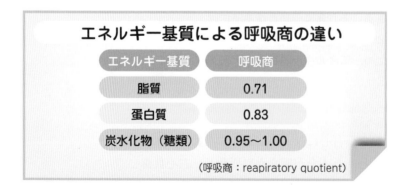

エネルギー基質による呼吸商の違い

エネルギー基質	呼吸商
脂質	0.71
蛋白質	0.83
炭水化物（糖類）	0.95〜1.00

（呼吸商：reapiratory quotient）

通常，カロリーというと，ブドウ糖です．（“炭水化物じゃないのか” というのですが，ブドウ糖と同じです）

呼吸商というのを聞いたことがあるかと思います．いろいろなエネルギー基質があって，そのエネルギーから同じだけのカロリーをひっぱり出したときに，どの程度このエネルギーの源から二酸化炭素が出てくるか？　というのを見ると，脂質や蛋白質というのは，0.7 ～ 0.8 です．炭水化物，いわゆる糖類というものが，最も高く，ほぼ 1 です．

というのは，同じ 1 kcal を投与したときに，いちばん二酸化炭素を排出するのが炭水化物なのです．ということは，慢性呼吸不全の患者さんにブドウ糖を投与すると，高二酸化炭素血症が悪化する可能性があるのです．

ですので，そういった患者さんに IVH なり，栄養を十分に投与するときには，むしろ**糖類や炭水化物よりも，脂質や蛋白質を中心で投与したほうが二酸化炭素の増加が少ない**というわけです．

高二酸化炭素血症の無い患者さんには気にする必要はないと思いますけども，もともと $PaCO_2$ が 60 で，PaO_2 が 50 しかない患者さんが肺炎を起こして，$PaCO_2$ が 80 に上がっている場合に呼吸筋が疲弊しているから管理が必要だということでブドウ糖を投与すると，ブドウ糖を投与しただけで $PaCO_2$ が 100 を超えてしまい，CO_2 ナルコーシスになってきたという事例があります．

慢性呼吸不全の患者さんで気を付けるのは，エネルギーの基質だということです．ブドウ糖よりも，むしろ脂質や蛋白質を使ったほうがいいと言われています．

6 糖尿病性昏睡時の輸液管理の落とし穴

POINT

- 糖尿病性昏睡では，高血糖のため，低浸透圧液は，神経浮腫や脳浮腫を悪化させる.
- インスリン投与によるカリウム濃度の低下では，「徐脈」「不整脈」をきたすことがある.
- 血糖コントロールができていれば，アシドーシスの補正は自然に行われる（補正は最小限に）.

糖尿病性昏睡

次に糖尿病性昏睡です．糖尿病性昏睡は何種類かあり，糖尿病性のケトアシドーシスや，高浸透圧性の昏睡などがあります．基本的に，糖尿病性昏睡の患者さんは高血糖なのです．

高血糖のために，いわゆる血中の血清の浸透圧がものすごく高いので，細胞の内側の自由水がその組織の間だったり，中に引きずりこまれて**脱水状態にある**のです.

糖尿病性昏睡（糖尿病性ケトアシドーシス，高浸透圧性昏睡）

輸液のポイント

- 持続的な高血糖のため，脱水状態にあるので，初期輸液は生食や，細胞外液が第一選択（低浸透圧液は，細胞内の浮腫をきたす）
- インスリン投与時には，カリウムの補給も必要.
- 高ナトリウム血症が著明な場合には，半生食輸液.
- アシドーシスの補正は，最小限に.

第一選択の輸液は？

糖尿病性昏睡の患者さんは脱水状態にあるので，前述の**矢印の図**で，脱水の初期の輸液は，どのような状態であっても細胞外液減少を伴っているから，**まず生理食塩液や細胞外液を，第一選択**で選びます．

糖尿病で血糖が高いので，最初から自由水の多い低浸透圧液は使いにくいと思います．これを投与すると，すべての細胞の内側に水が入ってしまって，組織の浮腫，ひどいときは脳浮腫をきたしたりすることがありますので注意してください．

インスリン投与とカリウム

血糖をコントロールするために，持続してインスリンを投与すると，当然カリウムが一緒に細胞の中に引っ張り込まれますから，末梢血中のカリウム濃度が下がってきます．そうすると，徐脈をきたしたり，不整脈を起こすことがありますから，インスリンを投与して血糖をコントロールしているときには，カリウムの値と血糖値はこまめに見ながら，カリウムを補給することも必要になってきます．

糖尿病性昏睡のときはどんな状態？

高浸透性脱水

糖尿病性昏睡の場合は，高浸透圧性の脱水などがあります．細胞の中の水分が足りない状態です．高血糖がありますから，浸透圧の差によって，体の中の水分が全部尿として出てしまうのです．

しかしナトリウムは保存されていますので，細胞の内側のナトリウムの濃度は高めで，血清中のナトリウム濃度も高く，170 mEq/L とかいう患者さんもいます．

このようなときには，本当は細胞外液（生理食塩液）を使いたいのですが，170 mEq/L もあるのに，“生理食塩液の 154 mmL なんか投与していいのだろうか”“生理食塩液ではナトリウムがなかなか下がらないかもしれない”と心配になるかもしれません．そのような止むを得ない高ナトリウム血症があるときには，生理食塩液を蒸留水で半分に薄めた**半生理食塩液**（普通輸液であまり使うことはありません．これは浸透圧が半分になります）を使うことがあります．

半生理食塩液

半生理食塩液，みなさんももしかしたら，作ったことがあるかもしれませんけど，製品としてはありません．生理食塩液と蒸留水を 250 mL ずつ混ぜてください，というような指示が出ます．

ケトアシドーシスとアシドーシスの補正

糖尿病性のケトアシドーシスなどでは，アシドーシスが著明です．過剰塩基（BE：ベースエクセス）マイナス 20 などと出るのです．

pH が 7.0 なのでアシドーシスがひどいからメイロンで補正しようというようなことをしがちです．この糖尿病性のケトアシドーシスのときのアシドーシスは何から来ているのかというと，**ケトン体**なのです．

インスリンの働きが不足して糖が利用できないので，肝臓でケトン体が生じ，これがたくさんたまってアシドーシスをきたします．しばらくすると，血糖は落ち着いてきて，インスリンを使っているとケトン体はいずれ代謝されてアシドーシスは無くなります．ですから，ケトアシドーシスの補正は，血糖のコントロールができていけば，自然に行われます．

ですから，これを慌てて先に pH が 7.0 なので pH7.4 まで補正するというようなことをすると，ケトアシドーシスが良くなってケトン体が無くなったときに，逆にアルカローシスになってしまいます．糖尿病性昏睡の中でも特にケトアシドーシスのときのアシドーシスの補正は，必要最小限にします（pH 7.0 まで，と書いてある教科書もあります）．

ただし，アシドーシスの補正をしないと，他の薬，例えば昇圧薬などが効かなくなりますから，pH が 7.0 までだったら，まだいいとして，7.2 以上あれば補正はしません．一般に 6.9 なら 7.0 までは補正することが多いような気がしますが，少なくとも**アシドーシスの補正は最小限にします**．やり過ぎないことが大切です．やり過ぎるとあとで“アルカローシス”になります．このことは覚えておいてください．

7 周術期の輸液管理の落とし穴

POINT

- 生理的に出て行くものには，維持液で生理的な分だけ補う．
- 麻酔による血管拡張，手術野からの蒸散・蒸発，サードスペースへの水の移動には，細胞外液を補う．
- 出血量が少なければ「膠質液」．血圧が下がったら「代用血漿（または輸血）」

手術前・手術中の輸液

周術期とは，手術の前と手術の後の話ですけど，手術の前後どのようなことをやっているかというと…？

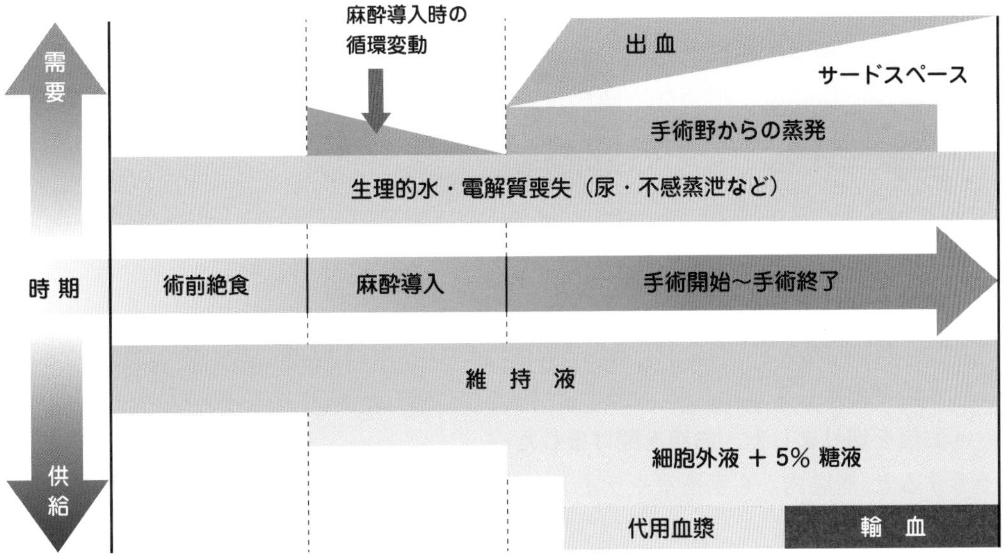

まず術前には絶食の時期があります．その後オペ室に行って麻酔が導入されます．そして，手術が始まって終わるまでの間が周術期です．時間の経過を横軸に，水分の需要と供給を縦軸にとって表にしてみます．最初，基本的なものから見てみると，術前に絶食していても，わたしたちの体の中から生理的に水分とか電解質が出てい

きます.

当然，不感蒸泄もありますし，ご飯を食べなくても尿は出ていきます．少なくとも生理的に出て行くものに関しては，生理的な分だけ補っていきます.

そこで，これを補うものはいわゆる“3号液”という維持液です．ナトリウム濃度も高くない，カリウムはわずかに入っている，ブドウ糖も少し入っている，こういった維持液というものです．ですから，術前の絶食のときには，この3号液を使われることも多いのではないでしょうか.

例えば，今日の午後の手術で，朝から絶食になると，朝から点滴は“ソリタのT3を時間100で”というような指示が出ることも多いでしょう.

維持液を投与しつつ．実際，さあ手術室に入りました.

手術室に入り，麻酔薬を投与して今から全身麻酔をかけていきますというとき，まず麻酔導入のときに，バイタルが変動します.

例えば麻酔薬を投入すると，血管が拡張しますから，循環血液量が相対的に足らなくなります.

電解質輸液製剤
- 開始液（1号液）
  脱水補給液（2号）
  維持液（3号）
  術後回復液（4号）
- 細胞外液補充液（生食，リンゲル液，乳酸加リンゲル液）
- 膠質液（デキストラン，HES，アルブミンなど）

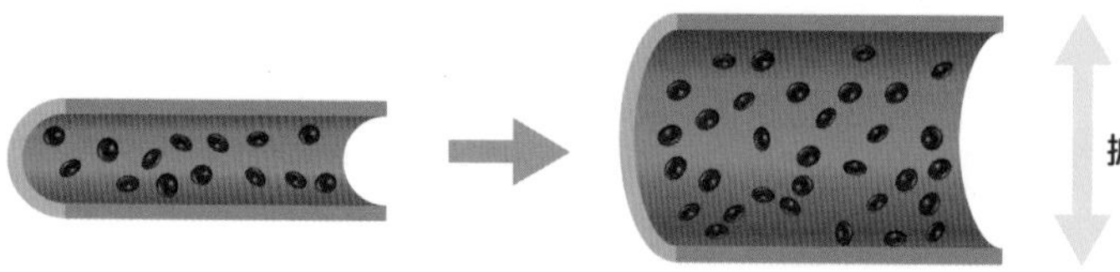

例えば…

①麻酔をかけました.

②一次的に血管が広がったので循環血液量が足らなくなりました.

③手術が始まりました.

④お腹を切りました．お腹を開けました.

そうすると，腹腔内から手術室やライトの熱で蒸泄している期間，つまり手術野からの蒸散，蒸発する水分が増えてきます.

こういった循環血液量が一時的に足らなくなったり，血管が広がったりしたバイタルの変化，例えば麻酔薬を注射するだけで，血圧はストーンと下がります.

そういうときには循環血液量を維持するためだけなので，細胞外液を入れればいいわけです．どんどん蒸発していくものに対しては，細胞外液を補って，適度に5%ブドウ糖液を混ぜていきます.

手術が始まって，もう 1 つ起こるのは“出血”です．それに加えて，手術操作（腸管を引っ張る，腹壁を引っ張る，あるいはその縦隔を引っ張るというような外科的な操作）が加わったところに，サードスペースができ，そこにまた水が移動してしまうのです．

出血に関しては，出血量が少なければ，いわゆる代用血漿と言われる膠質液（デキストランや HES など）を投与すればよいのです．

それでも貧血が進んでくるときには仕方がないので，輸血をします．術中の手術室の輸液管理はこういった流れです．

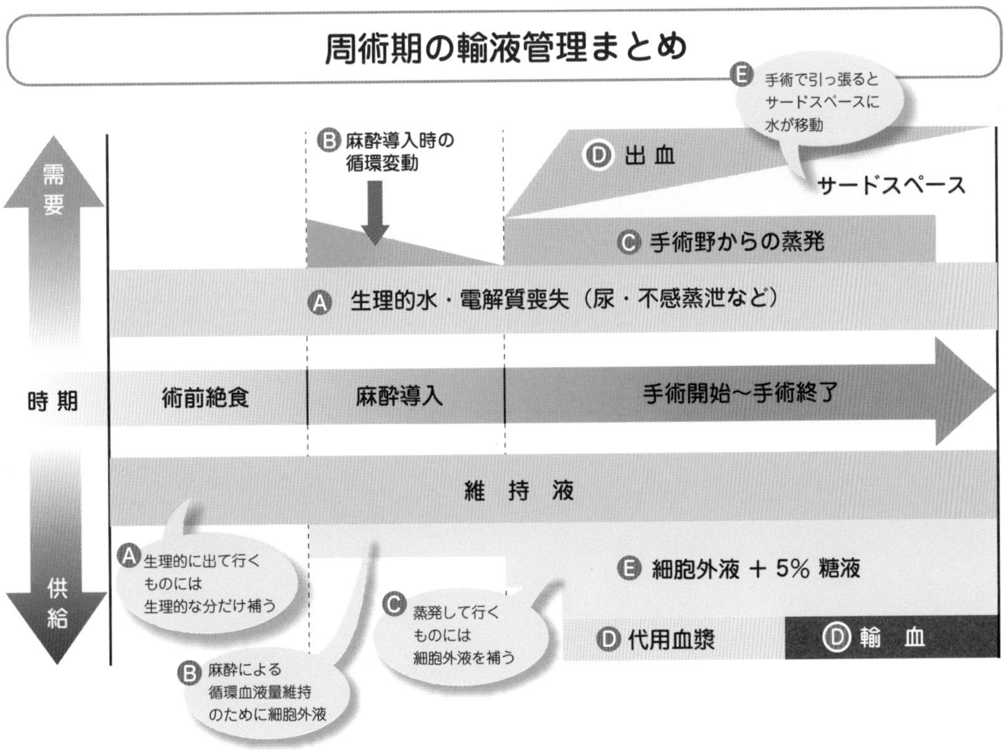

A 生理的に出て行くもの．不感蒸泄，尿…．維持液で補充．

B 麻酔導入で，バイタルが変動．血圧が下がるなど．循環血液量維持のために細胞外液を補う．

C 手術野から蒸散・蒸発する水分が増える．循環血液量維持のために細胞外液を補う．

D 出血の量が少なければ，膠質液．血圧が下がったときには代替血漿，場合により輸血．

E 腹壁を引っ張るというような物理的な外科的操作でサードスペースに水が移動，細胞外液で補充．

ですから，開腹の手術を受ける患者さんは，維持液，細胞外液，代用血漿剤すべてを投与されることは少ないです．原則は，絶食が始まるころから維持液の使用が始まります．

手術室に入ると，維持液を残したまま，あるいは維持液をつなぎ変えて，細胞外液を投与しつつ麻酔を導入し，術中のバイタルが変化するような出血であったり，蒸散，蒸発に関しては，細胞外液や5％ブドウ糖液などで代用します．出血分として血圧が下がったときには，代用血漿を投与したり，場合によってはヘモグロビンが下がってきたら輸血をするというような流れです．

8　投与経路

POINT

- 投与経路は４つ，「末梢静脈路」「中心静脈路」「皮下」「骨髄」
- 末梢静脈栄養用輸液製剤は，「短期間」の栄養補給，補助的栄養補給を目的とする．

投与経路の種類

病院によっては周術期において，最初から維持液を使わずに細胞外液を使うという施設もあるかもしれません．生理的な水分蒸発ですから，循環血液量の不足ではないので，維持するだけの水分の投与で足りるでしょう．

輸液の投与経路には次の４つがあります．

投与経路

- 末梢静脈路
- 中心静脈路（CVC，PICC，CV ポート）
- 皮下
- 骨髄（脛骨，胸骨，鎖骨）

末梢静脈路

一番頻度として多いのが，末梢の静脈です．いわゆる静脈路です．

●中心静脈路（CVC，PICC，CV ポート）

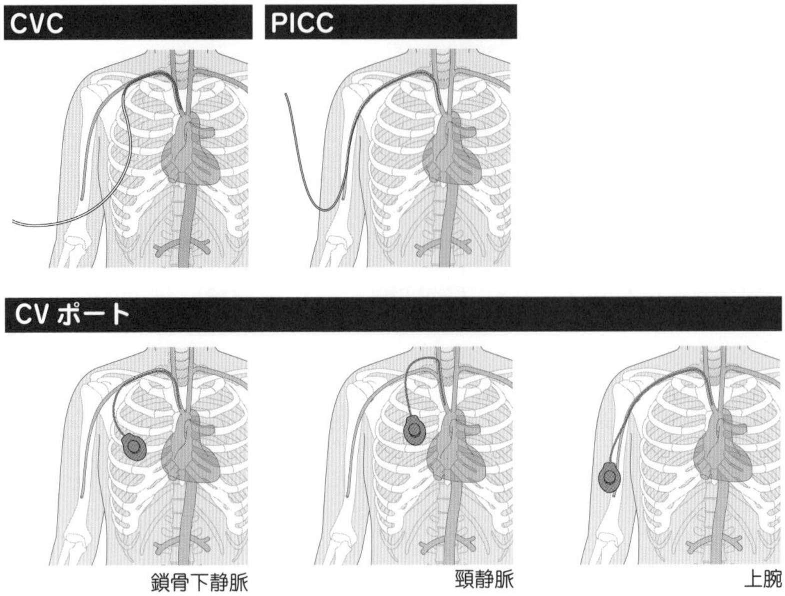

次に，最近減りましたけれども，中心静脈路です．

CVC は様々な事故があったり，インシデントが多いので，徐々に入れる回数，件数が減ってきています．外科でもあまり入れてないのではないでしょうか．

PICC は，末梢から挿入し，中心静脈まで入れる細いカテーテルです．カテーテルの先端が上大静脈のところまで行きますので，高濃度の高カロリー輸液ができるのです．感染の問題さえなければ，かなり長期間（2～3週間）使えます．

それと，例えばもう完全に訪問看護，在宅で高カロリー輸液をしなくてはいけない患者さん，あるいは抗がん剤を投与していかなくてはいけない患者さんの場合は，CV ポートと呼ばれる皮下埋め込み型の中心静脈カテーテルで，カテーテルの先端は中心静脈に留置されていて，近位端にはセプタムと呼ばれる壁でおおわれた小室があり，ここを針（専用針です）で穿刺することで，容易に中心静脈内に薬物を投与できます．

●皮下投与

投与経路として最近あまり使われませんが，皮下投与というものがあります．いわゆる経静脈的に輸液を投与するという発想があまりなかったときには，体の水分を補うために，大量に皮下注投与がされていました．動物病院でよく見ましたが，人ではほとんど使用しません．

緩和ケア病棟などで，静脈の確保が難しい場合，鎮痛剤が持続で皮下に注射されることもあります．

動物に皮下投与？

大量皮下注ってもう昔の話だと思っていたら，今でもされているのが，動物病院です．動物の具合が悪くなって明らかに脱水になったときに（動物の場合は毛が生えていますし，実は犬も猫も前腕にものすごく太い静脈が走っています），バリカンで毛を剃れば，駆血したらくっきり浮いてくるのです．動物の場合，なかなか点滴を持続でというわけにもいきません．しかも動物病院の場合はナースが付添いで見てくれませんから，そのようなときにどうするかというと，大腿の皮下に 50 mL とか 100 mL とか，大量皮下注します．そうするとそれが吸収されて，脱水が補正されて尿量が保てたりするのです．

骨髄輸液

珍しい場所として，骨髄輸液というのを最近ときどき使います．これはどこの骨髄かというと，下腿の脛骨です．あるいは大人だと胸骨であったり，鎖骨です．鎖骨の骨髄の中に骨髄針という針を刺してそこから輸液をします．骨髄というのは，中で血管とつながっているので，そこに輸液をすると，静脈路に入った場合と同じぐらいの速度で循環血液中に入っていくと言われています．

そのため，どうしても末梢の静脈路が取れない患者さんで，しかも急いで投与しなくてはいけない場合には，骨髄の輸液路というのも使われることがあります．

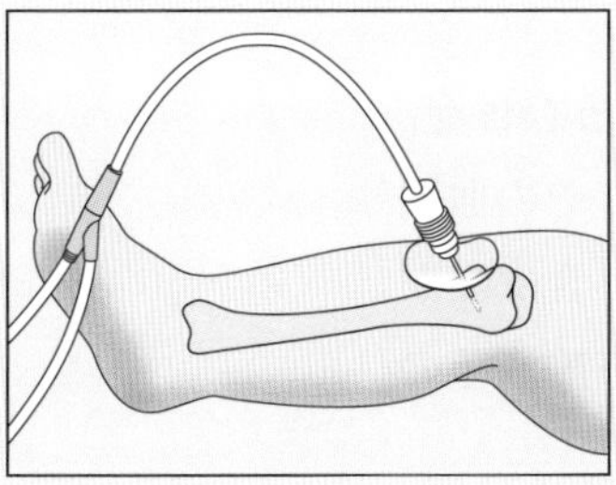

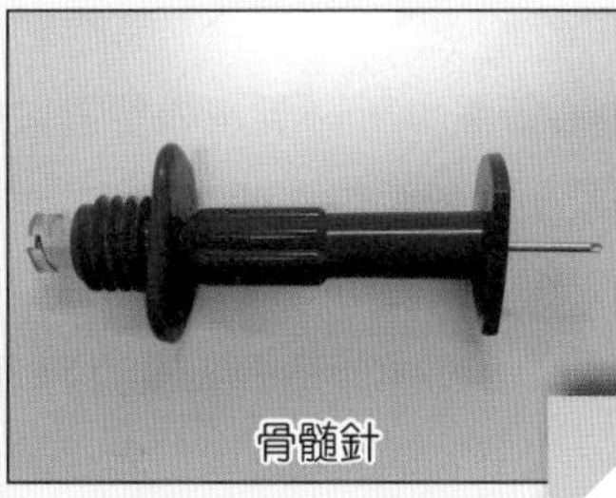

例えば，小児の CPA（心肺停止）のときの最初の輸液路を確保する場合，もう虚脱していますから，ただでさえ見えにくいのに血管は細いですし，末梢の輸液路の確保は困難なことがあります．そういったときは，脛骨粗面の前面に骨髄針をブスッと刺すのです．骨髄腔内に入ると，そこに輸液をするとすぐに循環血液中に行くので，いろんな薬剤が使えるのです．高カロリー輸液にも使えます．もし急ぐ場合，（時間の余裕があれば中心静脈を取ったり，末梢を一生懸命探してもよいのですが）心肺蘇生のように急ぐときには，このような骨髄針を使用するという場合もあり得ます．ちょっと知っておいていただくと役に立つと思います．

骨髄針というのは，写真のような針があるのです．骨髄に刺すために特別にできた，（ヘッドでギリギリって骨を削っていくような針があります）製品もできています．固定のためには工夫が必要です．

高カロリー輸液実施の減少

最近の傾向ですけれども，IVH と呼ばれる高カロリー輸液というものが減っているのです．

高カロリー輸液実施減少の理由

- 中心静脈カテーテル（CVC）留置に伴う合併症
- 高カロリー輸液の合併症
  （高血糖，感染，代謝異常，他）
- 経管栄養の有用性，経済性のクローズアップ
- NST の普及

これはなぜかというと，中心静脈カテーテルの留置に伴う合併症，例えば気胸を起こした，動脈を穿刺して血腫を起こした，その血腫に気づかずに患者さんが亡くなったというインシデント，合併症が非常に多くなってきたということです．それと高カロリー輸液そのものの合併症があります．

当然，糖濃度が高い輸液を入れますから，高血糖になります．

また，穿刺しているカテーテルの刺入している部所，部位からの感染があったり，代謝異常を起こしたりすることがあるのです．

その一方で，患者さん本人は，経口摂取ができなくても，消化管，経鼻胃管を胃の中に留置する，あるいはその十二指腸まで持って行くだけで，生きている腸管を使ってより生理的に経管栄養することがもう一般的になってきました．

これで投与したほうが，より吸収が生理的だし，費用も安く済むわけです．経済的でもあります．みなさんの病院にもあるかもしれないですが，最近この NST（Nutrition Support Team：栄養サポートチーム）というのが，必ず病棟などを回診して，栄養状態の悪い人は栄養状態を改善するために，"IVH をやめて，経管栄養にしたらどうですか" "経管栄養でこんな栄養剤使ったらどうですか" と

末梢静脈投与

浸透圧が高い輸液を末梢の静脈から入れると，痛みを感じることがあります．その場合には，投与速度を下げるか，あるいはもう少し太い静脈から投与するというような工夫をする必要があります．

いうことをアドバイスしてくれることがあります．

このようなNSTのチームが回診することによって，必要のない中心静脈カテーテルを使った高カロリー輸液というのが，最近減ってきています．減ったことによって，中心静脈カテーテルを留置する合併症も当然減ってきており，そのようなことがセーフティマネージメントの一つの成果なのです．

中心静脈を使わず，末梢の静脈から補給する栄養剤というものがいくつか出てきました．それは，半永久的に使えるものではありません．

あくまで短期間の栄養補給とか，補助的な栄養補給です．

どのようなものが入っているかというと，栄養剤のうちのアミノ酸や，ブドウ糖です．あるいはグリセリンなど，電解質液を含んだ点滴製剤が市販されています．

いろいろな種類の製品名がありますけども，これが主なものです．

末梢静脈栄養用輸液製剤

- 短期間の栄養補給，補助的栄養補給．
- アミノ酸，ブドウ糖，グリセリン，電解質を含んだ点滴剤が市販．

末梢静脈栄養用輸液製剤（1L あたり）

	アミノ酸量 (g)	糖質 (g)	Na (mEq/L)	K (mEq/L)	Ca^{2+} (mEq/L)	Cl (mEq/L)	カロリー	浸透圧	その他
アミノフリード	30.0	75 グルコース	35	20	5	35	420	3.0	混合が必要
プラスアミノ	27.2	75 グルコース	34	—	—	34	409	2.8	
アミカリック	27.5	75 グルコース	30	25	—	50	410	3.0	
マックアミン	29.4	30 グリセリン	35	24	3	41	246	2.6	

V

最後に，輸液管理の落とし穴，インシデントに気をつけよう！

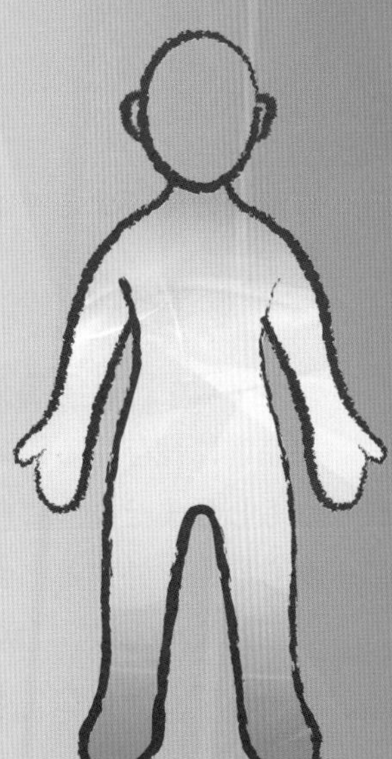

1 輸液ポンプとシリンジポンプに関する落とし穴

POINT

- 輸液ポンプのインシデントは，「自然滴下」「経路閉塞，凝血」「開始ボタン押し忘れ」「フリーフォール」「積算 0」
- シリンジポンプのインシデントは,「開始ボタン押し忘れ」「サイフォン現象」「ボーラス投与」「小数点見逃し」

輸液ポンプのインシデント

輸液ポンプのインシデント

- **自然滴下で短時間で全量滴下（フリーフォール）**
- **回路閉塞，凝血**
- **輸液ポンプ開始ボタン押し忘れ**
- **電源オフで「積算 0」に**

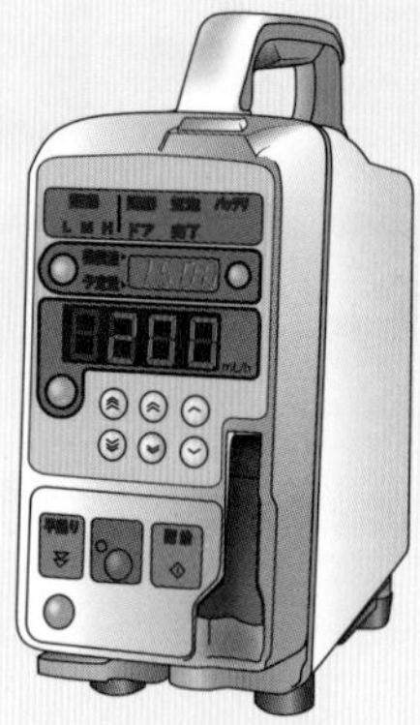

輸液に関係するインシデント（ヒヤリ・ハット）はたくさんあります.

自然滴下で全量滴下

精密に投与するために，輸液ポンプというものを使うことがあるかもしれません．この輸液ポンプを使っているときに，輸液ポンプから回路を外すと，おそらくクレンメが全開になっています．

回路を外して，“回路をチェックしている間に全開で，輸液が全量落ちてしまった”ということがあります．（フリーフォール）

回路閉塞，凝血

回路が閉塞した，あるいは患者さんがちょっと歩いたりして，その点滴の入っている末梢から血液が逆流して凝血してしまい，回路が閉塞したということがあります．

三方活栓の開け忘れもしばしばみられます．あわてていると開けたつもりでも外に漏れていたということもあります．

開始ボタン

一番多いのが，輸液ポンプで回路をセットし，投与セットもセットしたのに，開始ボタンを押していなかった…という場合です．

最近の輸液ポンプは，開始ボタン押さないと‘ピピピ’っとアラートを発します．それでも‘ピピピ’といったときに，消音だけを押して開始を押さなかった．すると，点滴は落ちませんから，当然どこかで凝固してしまいます．このような，開始ボタンの押し忘れもしばしばあります．

積算 0

輸液ポンプに慣れてくると，何 mL 入ったかをその輸液のバッグをひっくり返して量を見なくなって，今度は積算量だけを見るようになりがちです．ですから，自分の勤務の終わりの締めのときに，何 mL 入ったか，この積算を見ようと思ったところ，電源を切って 1 回オフにしてまった．そうすると積算は“0”になってしまいます．そうすると何 mL 入ったかわかりません．(実際には輸液のバッグがあり，何 mL あるのかわかるので，知ることは可能です)．このように電源をオフにしてしまうという可能性があります．

いったん電源をオフにすると，その前の輸液の投与量の設定がリセットされるものがあります．

それは時間 80 に設定した場合，電源をオフにしたら，“80”で立ち上がるものもありますが，また“0”になるものもあります．電源をオフにしたからといって，慌ててまた電源だけ差し込めば点滴が始まるわけではありません．

シリンジポンプのインシデント

シリンジポンプもいろいろな薬剤を投与するのに非常に便利です．しかし，1 台が何十万円もするので，たくさん買える施設はあまりないかもしれませんが，インシデントはいくつかあります．

シリンジポンプのインシデント

- シリンジポンプ開始ボタンの押し忘れ
- シリンジポンプのサイフォン現象
- 閉塞後のボーラス投与
- 設定値の「小数点見逃し」

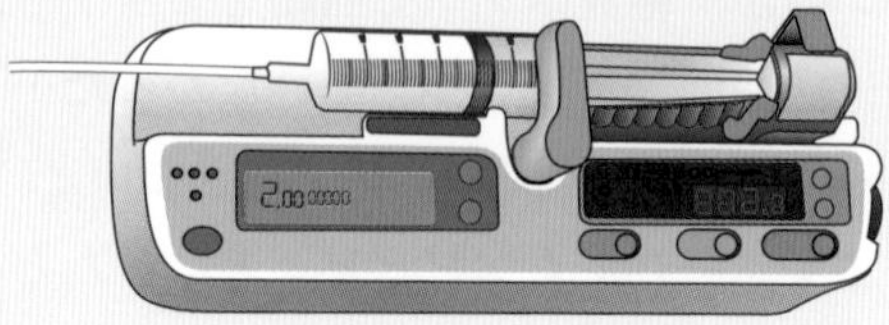

開始ボタン

輸液ポンプと同じで，開始ボタンの押し忘れがあります．投与量を何 mL までと設定しても，開始ボタンを押さないと，投与は開始されません．

サイフォン現象

サイフォン現象というものがあります．

シリンジポンプが患者さんの体より上に置いたときに，そのシリンジポンプの後のシリンジをこの機械にセットして，後ろをピュッと押してる分にはいいのですけれども，セットの際，カチッとかみ合わない場合は要注意です．お尻のシリンジのところが後ろの機械にセットされない状態で，そのシリンジポンプを患者さんより高いところに置いて，回路が患者さんの点滴のところに入っていると，高いところから圧の差によって，サイフォン現象と言って，吸い取られてヒューッとどんどん出て行くのです．

そうすると，シリンジポンプの設定をまだしていないのに，シリンジポンプの輸液だけはどんどん体の中に入ってきて，驚くほど血圧が上がったり，インスリンを投与して血糖が下がったりすることがあるのです．

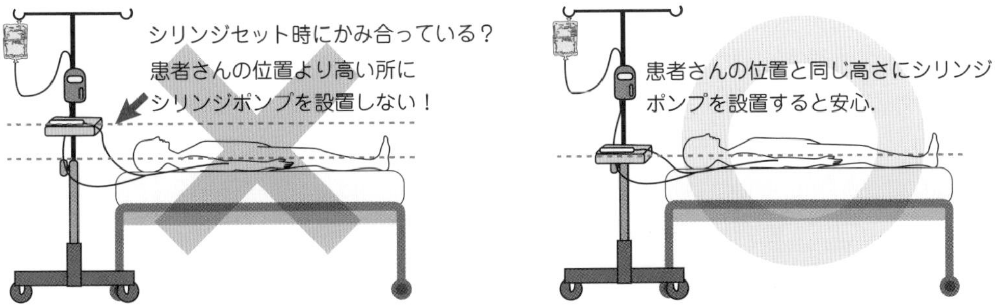

シリンジセット時にかみ合っている？
患者さんの位置より高い所に
シリンジポンプを設置しない！
患者さんの位置と同じ高さにシリンジ
ポンプを設置すると安心.

ボーラス投与

急速に投与をしてしまうボーラス投与があります．たいていこの場合は，輸液路の途中で三方活栓から行っています．三方活栓をつなぐまで三方活栓を止めたままで，スタートしてから三方活栓開けるのを忘れていると，栓に圧がかかってきて閉塞のアラームが鳴ります．

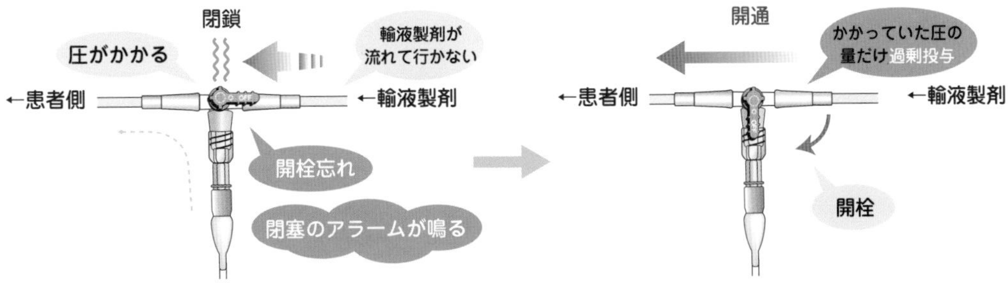

“三方活栓開けるのを忘れた”ということで，栓に圧がかかった状態で三方活栓だけピュッと開けるとそれは，かかってた圧だけの量が，ピュッと入り過剰投与となります．

その際，昇圧剤を使っていたりすると，突然血圧が上がったりというようなことがあります．

設定値

設定値の見落としもあります．シリンジポンプの場合は，小数点以下 1 桁まで見えます．ですから 1.5 とかまで見えますので，小数点 1 桁というのは見落とさないように色が変えてあったりします．

つまり 1 桁台，2 桁台は黄色の表示があっても小数点以下は緑での表示であったりします.

そうすると小数点を見落とすのです. “1.5 mL/h で投与しろ” という指示を間違えて “15” で投与したりする. このようなシリンジポンプの設定値の誤読によるインシデントがあります.

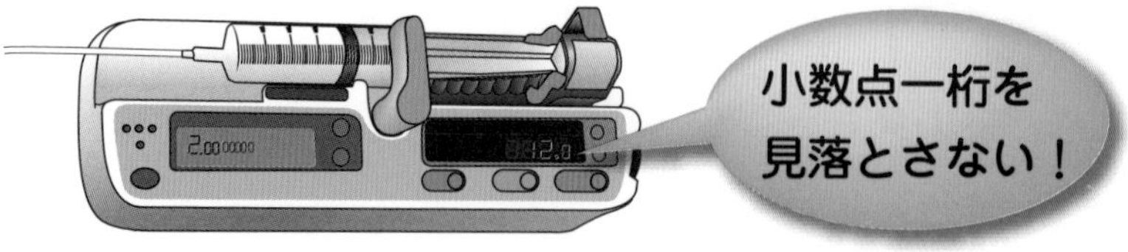

「閉塞」のアラームが鳴ったとき

まず原因を調べます. 他の輸液が順調に滴下しているときは, ポンプの回路の問題です. もし三方活栓を開け忘れていたとき, あわてて三方活栓を開けるのではなく, ボーラス投与されないようにいったん回路からはずして流量を確認し, 再度接続し, 三方活栓の向きを確かめてから「開始」ボタンを押します.

2 輸液製剤の混合に関する落とし穴

POINT

- 混合忘れ.
- ビタミン B_1 欠乏による代謝性アシドーシス.

輸液製剤の混合忘れ

輸液製剤の調整をする際，圧着製剤で，混合忘れがあります.

輸液関連のインシデント①

- 混合忘れ（事例あり）
- 製品にもいくつかの工夫あり

混合忘れを防ぐ工夫

輸液バッグを慌てて速く交換するとき，輸液回路接続部へ繋がなくてはならないです．外装から取り出したままでは，上の液体が混ざってないので，下だけ空になってしまうのです．おそらく経験された方もいるかもしれませんけど，そういうような混合忘れをしないように，製品にいろいろな工夫がしてあります.

“ちゃんと混合しましたか”というアラート表示の爪が付いていて，ここを外さないと点滴のフックにかからないというようなものがあります．それでも，輸液バッグを押してプシュッと潰すのを忘れることがあります.

混合忘れに注意

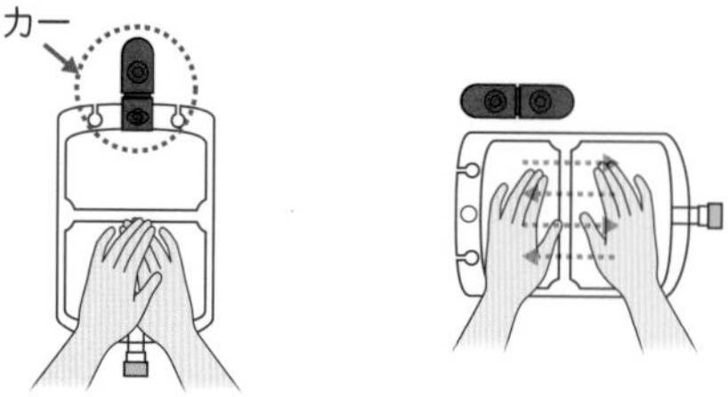

（大塚製薬の添付文書を参照して作成）

●突然のアシドーシスの理由

輸液関連のインシデント②

ビタミン B_1 欠乏による代謝性アシドーシス

- ●重炭酸ナトリウムでも反応しないアシドーシス
- ●ビタミン投与の有無の確認
- ●欠乏の場合，迅速なビタミン B_1 投与（100～400 mg）

今はもうなくなりましたけど，以前20年ぐらい前は，IVHをやっている患者さんが，突然アシドーシスをきたして亡くなるということがときにみられ話題になりました．“どうしてIVHやっている患者さんが突然アシドーシス起こすのだろう”ということはずっとわからなかったのですが，ようやくわかってきました．実はビタミン B_1 を投与してなかったのです．長期間投与してないと，体の中のビタミンが欠乏して，B_1 欠乏のような“代謝性アシドーシス”が起こるのです．このアシドーシスがいったん起こりだすと，ビタミン B_1 を投与しない限りはアシドーシスが収まらないのです．どんどん進行して行くので，重炭酸ナトリウムを投与してもまったく反応しません．そのようなときに，その“IVHの中にビタミン剤が入っていたか”を確認する必要があります．

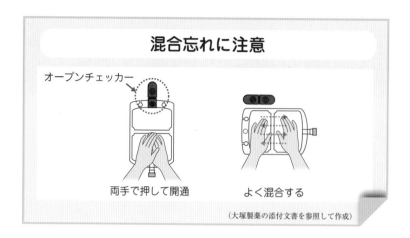

もしアシドーシスがあり，ビタミン B_1 が欠乏だということがわかったら，ビタミン B_1 を100～400 mg投与する必要があります．通常1薬の中で10～30 mgぐらいしか入ってないので，

100 mg 投与するとなると，病院内のビタミン B_1 を全部集めて来ないと足らないぐらいです．しかし，こういった事例には投与をする必要があります．

ではどうしてビタミン B_1 が欠乏すると，アシドーシスが起こるのでしょうか．

●ビタミン B_1 欠乏性アシドーシス

これは解糖系のエネルギーを作っている TCA サイクルです．

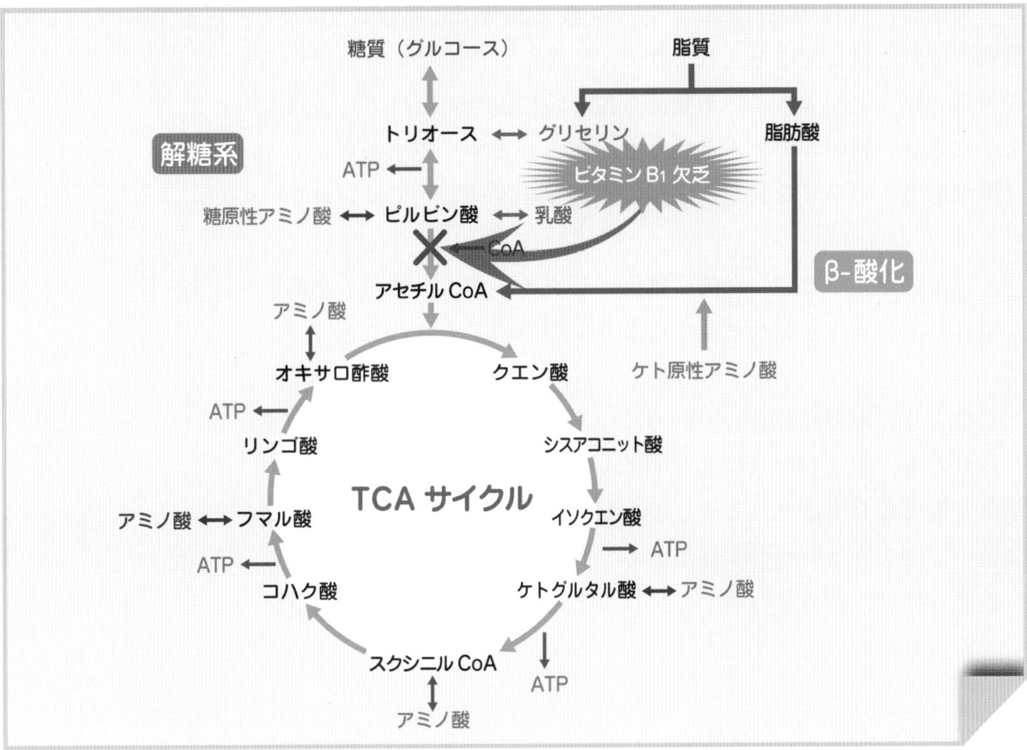

“どのようにしてわたしたちは，体の中でブドウ糖から，体を動かしたりするようなエネルギーを作っていくか”という中で一番重要な回路（サイクル）です．このときにもしビタミン B_1 が欠乏すると，最初に糖が分解されて，ピルビン酸からアセチル CoA に行く途中の経路が障害されるのです．

ということは，ピルビン酸で止まってしまうのです．ビタミン B_1 が欠乏すると，ピルビン酸右側にある乳酸も出てくるのです．アセチル CoA に行かず，アセチル CoA から TCA サイクルでこの

ATPって言われるエネルギーが作られないのです．それでアシドーシスが出てくるのです．

- **ビタミンB_1が欠乏すると，ピルビン酸は乳酸へと変換され蓄積し，乳酸アシドーシスになります．**
- **ビタミンB_1の欠乏によりピルビン酸から先きに（アセチルCoAに）代謝が進まないと，TCAサイクルでATPが作られません．**

最近は，ビタミンが最初から混ざっているIVH製剤が出ています．以前は，IVHのバッグに，アミノ酸を混ぜて必要なビタミン，薬剤，それと微量元素を入れて作っていました．今はもういろいろな微量元素などが入っている製品を投与時に混ぜるだけで，ほぼ永久的に栄養の補給ができるというものがあります．ですから，アミノ酸製剤と，ビタミン製剤，２つの小部屋を混ぜなくてはいけないのです．

ぐっと押さえると，自動的に黄色のビタミンが入っている小部屋が破れ，入れるべき製剤が混ざるように製品は工夫されてきています．

このように混合忘れを防ぐためにいろいろな製品が出てきていますけれども，気を付けないといけないところがあります．それは，慣れて慌てたりすると，どうしても混ぜるのを忘れたり，そのままつないでしまうという可能性があるということです．

輸液管理は，常に落ち着いて行うこととダブルチェックの習慣をつくることが大切です．

輸液関連のインシデント③

- **混注忘れを防ぐために…**
- **下室を押さえて上室と開通させると，自動的にビタミンの小室も開通・混合する．**

索引

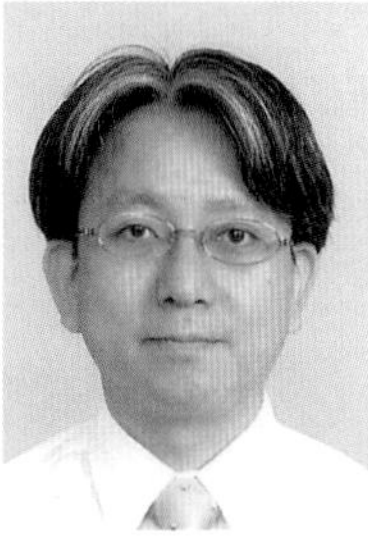

〈著者略歴〉

石松　伸一（いしまつ しんいち）

1985年　川崎医科大学卒業，同附属病院救急部研修医
1993年　聖路加国際病院 救急部 副部長
2003年　同 救急部部長，救命救急センター長
　　　　この後，聖路加国際病院教育・研究センター教育研修部部長
2013年　同 副院長

Dr. 石松の 輸液のなぜ？ がスッキリわかる本
第2版（増補）

2013年12月5日発行　第1版　第1刷
2015年10月31日発行　第2版　第1刷
2021年 2月22日発行　第2版（増補）第1刷　©

著　者　石 松 伸 一

発行者　渡 辺 嘉 之

発行所　株式会社　**総合医学社**

〒101-0061　東京都千代田区三崎町 1-1-4
電話 03-3219-2920　FAX 03-3219-0410
URL：http://www.sogo-igaku.co.jp

Printed in Japan　シナノ印刷株式会社
ISBN978-4-88378-699-2